《伤寒论》是东汉张仲景所著，原书叫《伤寒杂病论》。《伤寒论》以六经辨证作为全书的纲领，有机地将理、法、方、药一线贯穿，主论伤寒，兼论杂病，被后世医家奉为辨证论治的典范。

为了普及《伤寒论》的学习，本书以六经辨证为纲，将《伤寒论》六经病证的病因、病机及证候规律和传变特点，作了概括性的介绍。为了使读者易懂易学，本书将原有条文进行了分类归纳，并广泛吸取了历代注家之长，又参以编著者的个人体会和临床经验，而且每个方证之后多附有临床医案。

刘渡舟医书七种

王庆国　刘燕华　闫军堂　主　编

伤寒论通俗讲话

第 2 版

刘渡舟　编　著

傅士垣　整　理

人民卫生出版社
·北京·

图书在版编目（CIP）数据

伤寒论通俗讲话 / 刘渡舟编著. — 2版. — 北京：
人民卫生出版社，2024.5
ISBN 978-7-117-36007-4

Ⅰ.①伤…　Ⅱ.①刘…　Ⅲ.①《伤寒论》–研究
Ⅳ.①R222.29

中国国家版本馆 CIP 数据核字（2024）第 057960 号

人卫智网	www.ipmph.com	医学教育、学术、考试、健康，购书智慧智能综合服务平台
人卫官网	www.pmph.com	人卫官方资讯发布平台

刘渡舟医书七种
伤寒论通俗讲话
Liu Duzhou Yishu Qizhong
Shanghanlun Tongsu Jianghua
第 2 版

丛书主编：王庆国　刘燕华　闫军堂
编　　著：刘渡舟
出版发行：人民卫生出版社（中继线 010-59780011）
地　　址：北京市朝阳区潘家园南里 19 号
邮　　编：100021
E - mail：pmph @ pmph.com
购书热线：010-59787592　010-59787584　010-65264830
印　　刷：北京瑞禾彩色印刷有限公司
经　　销：新华书店
开　　本：710×1000　1/16　　印张：9
字　　数：143 千字
版　　次：2013 年 9 月第 1 版　　2024 年 5 月第 2 版
印　　次：2024 年 5 月第 1 次印刷
标准书号：ISBN 978-7-117-36007-4
定　　价：55.00 元

打击盗版举报电话：010-59787491　E-mail: WQ @ pmph.com
质量问题联系电话：010-59787234　E-mail: zhiliang @ pmph.com
数字融合服务电话：4001118166　　E-mail: zengzhi @ pmph.com

《刘渡舟医书七种》再版
编写委员会

《刘渡舟医书七种》再版
整理说明

  刘渡舟(1917—2001),北京中医药大学已故终身教授、"伤寒论"专业首批博士研究生导师,当代著名的中医学家、中医教育家。刘老行医、执教60余年,上溯岐黄之道,下逮诸家之说,力倡仲景之学,博采众长,学验宏富,形成了鲜明的学术思想和医疗风格,被誉为"伤寒泰斗""经方大家";其学术成就为中医同仁所公认,在中医学界享有盛誉。刘老以振兴中医、培育桃李为己任,在繁忙的医、教、研之余,坚持著书立说,笔耕不辍,培养后学。刘老一生著述颇丰,曾出版学术著作20余部,发表论文100余篇,为传承发扬中医药事业作出了杰出贡献。

  为了系统总结刘渡舟教授的学术思想和临证经验,我们精选了最能反映刘老"治伤寒、用经方、妙用药、精临证"的学术著作,经撰次整理,辑而成帙,名为《刘渡舟医书七种》,以飨读者。这7种代表性医书分别是《伤寒论十四讲》《伤寒论通俗讲话》《新编伤寒论类方》《经方临证指南》《肝病证治概要》《伤寒论诠解》《金匮要略诠解》。这些著作集中反映了刘老行医60余年的学术经验和心血结晶,贯彻了理论和实践相结合的方针。通过阅读刘老文稿,读者可窥其学术思想和临床经验之一斑,并有助于系统地掌握刘老的临证特色和诊治经验。编撰者也希望通过这些文字全面展示刘渡舟教授的成长经历和学术成就,将一代名家的人格品质、宝贵经验以及为中医药事业不屈不挠的奋斗精神传给后世,为中国医学史树起一座不朽的丰碑。

  《刘渡舟医书七种》于2013年首次出版后,由于学术质量上乘,密切联系临床,集中体现刘老学术精华,因而深受广大读者欢迎,反响良好,好评如潮。本次修订再版主要做了以下几方面工作:①核对了原书中引用的古代医著和现代文献,并对引用有误和疏漏之处进行了更正;②对于原著中出现的文字、标点错误予以改正;③在尽量保持书稿原貌的前提下,对于文句不通顺、读之拗口之处,在不影响文字原意的前提下进行了润色;④原书中出现的古今字、异体字、繁体字等统一修改为现在通行的简化汉字,但是对于以往的病名、药名、计量单位等则未予改动,保持原貌。

总之,将刘老积累多年的著作、文章、讲稿等整理出版是名医工作室的重要工作之一,《刘渡舟医书七种》即是在燕京刘氏伤寒流派传承工作室(国家中医药管理局第一批全国中医学术流派传承工作室建设项目)、国医大师王庆国传承工作室,以及刘渡舟名家研究室(北京市中医管理局首批中医药"薪火传承3+3工程"室站建设项目)骨干成员的共同努力之下完成的。在此,谨向参与此次修订工作的各位同仁致以谢意。

第四届国医大师
燕京刘氏伤寒流派传承工作室负责人
刘渡舟名家研究室主任　　王庆国
北京中医药大学终身教授、博士研究生导师

2023年10月

目 录

一、概论

(一)《伤寒论》的产生与演变

《伤寒论》原书叫《伤寒杂病论》,或叫《伤寒卒病论》,为后汉张机所著。

张机,字仲景,南郡涅阳(今河南南阳)人,约生活于公元 150—219 年。他曾跟随同郡张伯祖学医,经过多年的刻苦钻研,无论是医学理论,还是临床实践经验都胜过了他的老师,可谓是"青出于蓝而胜于蓝"。

张仲景生活于东汉末年,当时由于封建统治阶级的残酷剥削与压迫,特别是战争连年不断,疾疫广泛流行,以致民不聊生。张仲景的家族本是一个大家族,有两百多人,但从建安元年以来,在不到十年的时间里,就死掉了三分之二,其中病死于伤寒的竟占十分之七。这种严重的疫情,特别是伤寒病对人民生命健康的严重危害,使张仲景深深感到广大人民的横夭莫救,于是决心认真总结前人的医疗经验,著书立说以治病救人。自秦汉以来,在总结大量临床实践经验的基础上,医学理论已逐步形成并不断完善;在应用单味药的经验不断丰富的基础上,逐步过渡到复方配伍,并开始产生复方配伍的理论;医学上的这些成就为张氏著书创造了很好的条件,奠定了必要的基础。

《伤寒杂病论》问世不久,由于兵火战乱的洗劫,原书便散失不全。后经西晋太医令王叔和搜集整理,此书才又得以保存下来,但书中内容已有所调整与增减。到了宋治平年间,高保衡、孙奇、林亿等人奉朝廷之命校订医书时,考虑到"百病之急,无急于伤寒",因此先校订《伤寒论》10 卷,颁行于世;其后又校订了《金匮玉函要略方》(现简称《金匮要略》)。从此,《伤寒杂病论》一书就分为了《伤寒论》与《金匮要略》两部书。

现通行的《伤寒论》版本有两种:一是宋治平年间经高保衡等人校过的刻本;一是南宋绍兴十四年(公元 1144 年,金皇统四年)成无己的注本,叫《注解伤寒论》。除了以上两种版本外,还有一个《伤寒论》的别本叫《金匮玉函经》,共 8 卷,亦是由高保衡、孙奇、林亿等人校刻的,其与《伤寒论》同体而别名。现在,宋代校订的原刻本已不可得,而仅存的是明代赵开美的复刻本,由于它还原了宋代治平本的原貌,故常被后来的医家所采用。成注本以明嘉靖年间汪济川的校刊本为最好。

《伤寒论》全书共分 10 卷 22 篇。本书只选取其中的《辨太阳病脉证并治》《辨阳明病脉证并治》《辨少阳病脉证并治》《辨太阴病脉证并治》《辨少阴病脉证并治》《辨厥阴病脉证并治》等 8 篇,作为介绍的主要内容,其他如《辨脉法》《平脉法》《辨不可发汗病脉证并治》等诸篇,因多与上述 8 篇内容重复,故从略。

(二)《伤寒论》是一部什么书

对《伤寒论》的认识,历代注家有不同的见解,归纳起来不外两种:一种认为,《伤寒论》是辨治外感热病的专书,具体地说,是辨治伤于风寒邪气所引起的外感疾病的专书。另一种则认为,《伤寒论》是一部辨证论治的书。它把一些杂病也糅在外感伤寒之中,以六经分证来统摄诸病,是论病以辨明伤寒,非只论伤寒一病。它在六经分证的基础上,察寒热,定表里,分虚实,进一步判明病变的性质、部位、邪正盛衰以及疾病发生发展的规律,从而起到了提纲挈领、执简驭繁的作用。从这个意义上讲,《伤寒论》可以说是主论外感伤寒,兼论内伤杂病,其所见者大,所包者广,它的实用价值不能低估。

为了说明本书所论述的内容,先介绍一下什么是伤寒。伤寒有广义和狭义之分。《素问·热论》所说"今夫热病者,皆伤寒之类也",是指广义的伤寒,即一切外感热病的统称;而狭义的伤寒,则专指感受风寒邪气所引起的外感病证。《难经》说:"伤寒有五,有中风,有伤寒,有湿温,有热病,有温病。"《伤寒论》既然以伤寒命名,而且又分别论述了伤寒、中风、温病等多种外感病证,因此,可以说其所论的伤寒属于广义的伤寒。但从《伤寒论》中所涉及的主要内容来看,其重点仍在于论述狭义伤寒,因为有关温病的论述只是作为类证提出,以与伤寒作简明的鉴别和比较,并未作系统、全面的论述。

还需要指出,《伤寒论》所说的伤寒病也不同于西医所说的"伤寒"。从病变过程及临床表现来看,西医所说的斑疹伤寒或伤寒、副伤寒,多属于外感温热病,与中医所说的伤寒病有别,不能混为一谈。

什么是杂病?汉代以前,凡伤寒以外的疾病,可概称为"杂病"。基于对《伤寒杂病论》中杂病部分的体会,当时所说的杂病,实际上相当于今之内科疾病,甚至比今之内科疾病的范围还要广。后来,虽然《伤寒杂病论》分为《伤寒论》与《金匮要略》两部书,但在辨证论治的具体内容上,仍是互相联系,互相渗透,难以截然分开的。况且《伤寒论》的六经分证原为众病而设,并不是专为伤寒一病所用,它的辨证论治体系可以说在临床上具有普遍的指导意义。所以,张仲景在"原序"中说:"虽未能尽愈诸病,庶可以见病知源。若能寻余所集,思过半矣。"

(三)什么是"六经"

《伤寒论》以六经作为辨证论治的纲领。六经就是太阳、阳明、少阳、太阴、少阴、厥阴的统称。《伤寒论》的六经分证,继承了《素问·热论》的六经分证方法,并在此基础上吸收了汉以前有关平脉辨证与治疗的实践经验,使之更加系统与完善,更具有科学性和实践性。《素问·热论》的六经只是作为分证的纲领,没有提出具体的辨证论治方法;从内容上看,也仅仅论述了六经的热证和实证,未能论及六经的寒证和虚证。《伤寒论》的六经,能有机地将它所联系的脏腑经络的病变与证候加以概括,并着重用分析的方法指导辨证与治疗;具体地说,也就是根据人体抗病力的强弱、病势的进退缓急等各方面的因素,对疾病发生发展过程中的各种证候,进行分析、归纳、综合,借以判断病变部位、寒热性质、正邪盛衰以及治疗的顺逆宜忌等,作为诊病治疗的依据。如风寒初客于表,表现为恶寒、发热、头项强痛、脉浮等太阳经表不利、营卫失和的证候,便是太阳病;若邪气化热入里,表现为热而不寒、口渴、汗出,甚或腹满疼痛拒按、大便燥结不下等胃肠燥热实证,便是阳明病;若邪气虽已离表,但又未入于里,与正气交争在半表半里的胁下胆经部位,表现为往来寒热、胸胁苦满、神情默默而不欲饮食、心烦喜呕、口苦、咽干、目眩等证候,便是少阳病。以上三阳经病,表示外邪侵犯人体,邪气虽盛,但正气不衰,与邪气斗争有力,表现为功能亢奋;其病变部位在表、在外、在腑;其病变性质以热证、实证为主。若病入三阴,说明机体的功能衰减,抗邪无力,寒邪入里而病于脏,表现为阳虚阴盛的虚寒证。其中,表现为脾阳虚,寒湿内困,见到吐利、腹满疼痛、喜温、喜按等证的,是为太阴病;表现为心肾阳虚,阴寒内盛,见手足厥冷、下利清谷、精神委靡、昏沉欲睡、脉微细等证的,则属少阴病;厥阴病是六经病的终末阶段,其病证以肝肾阳衰而又有阳气来复的寒热错杂证为主,表现为消渴、气上撞心、心中疼热、饥而不欲食、呕吐、下利等证。

从以上所列举的六经病证可以看出,它既是对疾病所表现的六类证候的概括,又表示伤寒病变过程中的既不相同而又相互联系的六个阶段;同时也体现了六经分阴阳,阴阳又统摄表里、寒热、虚实的六经与八纲的内在联系。下面再简单介绍一下六经与脏腑经络的关系,以及六经与六气的关系。

1. 六经与脏腑经络的关系

六经是人体手足十二经的统称。由于经脉分别络属于相关的脏腑,经脉与脏腑在生理病理上是相互联系、相互影响的,所以,六经病证就是脏腑经络病变的具体表现。张介宾说:"经脉者,脏腑之枝叶;脏腑者,经脉之根本。知十二经脉之道,则阴阳明,表里悉,气血分,虚实见……凡人之生,病之成,人之所以治,病之所以起,莫不由之。"(《类经》卷七)切实地指明了经络与脏腑的密切关系,以及通晓脏腑经络学说,对于掌握疾病的发生发展规律,判断病证的阴阳、表里、寒热、虚实,从而进行有效的辨证论治有着极其重要的意义。

六经病证是脏腑经络病变的反映,如三阳经病反映了六腑的病变,三阴经病反映了五脏的病变;在经之邪不解,可随经入里,发为腑病或脏病,如太阳经证不解,可随经入里发为太阳腑证等等,都是对六经病证与脏腑经络关系的很好说明。又由于经脉的沟通联系,各个经脉、脏腑之间都具有相应的表里关系,而这些具有表里关系的脏腑经脉,在发生病变时的相互联系、相互影响的关系,也在六经病证中有所体现。如太阳为病,阳气抗邪于表,则出现太阳经表证;若太阳抗邪无力,而在里的少阴阳气又虚,则太阳之邪也可以内传少阴;当少阴阳气得到了恢复,有力量抗邪于外时,则病变又可由阴转阳而外传太阳。像这种具有表里关系的经脉、脏腑病证的相互联系与影响,不仅表现在太阳与少阴之间,而且也同样存在于其他六经病证之中。因此,可以从阴阳、表里、寒热、虚实等各种矛盾的运动中,去认识脏腑经络的病理变化,这就是《伤寒论》认识疾病的基本方法。从这个意义上说,六经辨证也是脏腑辨证的一个重要组成部分。

2. 六经与六气的关系

六经、六气之说源于《内经》,用于注释《伤寒论》则以清代张隐庵为代表。他用六经的经气特点,即太阳之气为寒,阳明之气为燥,少阳之气为火,太阴之气为湿,少阴之气为热,厥阴之气为风,来说明六经为病或寒或热、或燥或湿、从标从本的不同病证,具有一定的指导意义。因此,为了能深刻地理解《伤寒论》六经病证的性质、特点及其发病机制,也有必要熟悉六经六气的道理。

（四）六经病的传变

伤寒六经为病，不是静止不动的，而是经常处于传变的运动之中。一般地说，凡邪气内传，则病证由表传里、由阳入阴；而正气能拒邪外出，则病证由里出表、由阴转阳。无论病证由表传里、由阳入阴，还是由里出表、由阴转阳，都可以说是传变，所不同的是：前者属邪盛病进，后者为邪衰病退，病势有轻重进退的不同。

六经病证是否传变，主要决定于人体正气的盛衰及正邪斗争的状况。正气充盛，抗邪有力，则邪气不能内传；而正气虚衰，抗邪无力，则常导致邪气内传；若邪气虽已内传，但是正气在与邪气斗争中逐渐得到恢复，具备了驱邪外出的能力，则又可使病情由阴转阳，且当正胜邪却时，还可以"战汗"的形式外解。正邪力量的对比也是相对的。六经传变不仅与正气盛衰有关，而且与邪气的盛衰也有密切关系。若感邪势盛，所向披靡，长驱直入，也必然向内传变；而邪气不甚，或在与正气斗争中变衰，则无内传之力，或虽已内传亦可转为外出之机。由此可见，六经病证的传变是有条件的，主要取决于正邪盛衰状况。判断六经是否传变，不应以病日数计，而应以脉证的变化为依据，《伤寒论》所载"伤寒一日，太阳受之，脉若静者，为不传；颇欲吐，若躁烦，脉数急者，为传也""伤寒二三日，阳明少阳证不见者，为不传也"，都是很好的证明。

六经病证的发生发展，不仅有传经而来的，而且也有直中的。"直中"是指病邪不经太阳初期阶段或三阳阶段，直接进入阴经的一种病变形式。如伤寒直中太阴，起病即见吐利、腹满而痛的太阴证候。直中以直中太阴、少阴为多见，直中厥阴的较少见。病邪所以能越过阳经而直中阴经为病，主要原因是正气内虚，抗邪无力。因此，凡属直中多较一般传经之邪严重。

六经可以单独为病，也就是一个经一个经地单独发病或传变，也可以两经或者三经合并为病。其中，两经或者三经同时发病，称为"合病"，如太阳阳明合病、太阳少阳合病、阳明少阳合病以及三阳合病等；若是一经病未愈，而另一经病又起，有先后次第之分的，称为"并病"，如太阳与少阳并病、太阳与阳明并病、少阳与阳明并病等。从病情来看，合病多属原发，其势急骤；并病多属续发，其势较缓。

（五）六经病的主证、兼证、变证与挟杂证

六经病证复杂多变。学习《伤寒论》不仅要牢牢掌握六经主证，而且还要注意六经的兼挟证和变证，这样才能有效地指导辨证治疗。以太阳病的中风证为例：发热、汗出、恶风、脉浮缓是主证，当用桂枝汤治疗；若更见项背强几几，则属太阳中风的兼证，应治以桂枝加葛根汤；若"服桂枝汤，大汗出后，大烦渴不解，脉洪大者"，则是太阳中风的变证，此时不宜再用桂枝汤，而应该用白虎加人参汤治疗。至于所见的各种挟杂证，多与病人脏腑的寒热虚实有关。如有伤寒二三日，由于患者中气不足，兼见心悸而烦，用小建中汤治疗的挟虚证；也有"大下后，六七日不大便，烦不解，腹满痛"，宿食不尽，用大承气汤治疗的挟实证。

从整个六经病证来讲，主证可以看做是辨病之常，兼证、变证及各种挟杂证均可看做是辨病之变。知常方可达变，熟悉各经主证的证候及治疗，对于指导各种变证、兼挟证的辨证论治有重要意义。同时，也应该看到：《伤寒论》中提出的多种误治后的变证，以及患者身体素质与宿疾不同所反映出来的各种挟杂证，又大大地丰富并充实了六经辨证的内容，突出并加强了《伤寒论》辨证论治的思想，从而不难看出，《伤寒论》确实具有伤寒与杂病合论的这一特点。

（六）《伤寒论》的治法与方剂

《伤寒论》的六经病证是复杂多变的，而与之相适应的治疗方法也是多种多样的，诸如麻桂的汗法、瓜蒂的吐法、硝黄的下法、芩连的清法、姜附的温法、参草的补法、柴芩的和法、虻蛭的消法，等等，可以说是集汗、吐、下、温、清、补、和、消八法之大成。《伤寒论》中载方113首，用药91味，组方严谨，用药少而精，方以法立，法以方传，字字有规矩准绳，用之也得心应手。

有关方剂的记载，在现存的古医籍中最早见于《内经》，但它仅载13方，远不能满足临床治疗的需要。到了汉代，由于药物的不断丰富和发展，特别是复方的广泛应用，使方剂学在配伍理论、临床实践方面均有了较大的进展。近几年出土的汉代医药木简，为我们提供了这方面可靠的文物根据。从1972年12月在甘肃武威出土的一批东汉早期的医药简牍来看，内有医方30多个，而且几乎全是复方，用药约100种，可见当时的方药已

有相当水平。虽然《伤寒论》中所载的方和药并不全是张仲景所独创,但是张仲景在继承并发扬汉代以前的医药学遗产,将理、法、方、药一脉贯通,开创辨证论治的治疗原则方面,做出了重大贡献。《伤寒论》中的许多方剂,如桂枝汤、柴胡汤、白虎汤、承气汤、理中汤、四逆汤、乌梅丸、泻心汤等,经过了1 700余年的实践考验,证明确实用之有效。

(七)《伤寒论》的辨证论治精神

《伤寒论》在古典医籍中以辨证论治著称,而且辨证论治精神贯穿全书的始终。

辨证的方法并不是从《伤寒杂病论》开始。张仲景在《伤寒杂病论》序文中提到:"撰用《素问》《九卷》《八十一难》《阴阳大论》《胎胪药录》,并《平脉辨证》,为《伤寒杂病论》。"这里的《平脉辨证》是一部医书,已失传。日本山田正珍氏说:"《平脉辨证》诸书,今皆不传。"说明汉代以前就有了辨证的学说,并为伤寒六经辨证奠定了基础。其实,作为中医学术基本特点的辨证论治精神,早在《内经》中就有所体现。特别是我国古代朴素的辩证法思想如阴阳学说,影响并被引进医学领域之后,开阔了医家辨认疾病的眼界,并以此奠定了辨证的思想基础。《素问·阴阳应象大论》强调"善诊者,察色按脉,先别阴阳";后世的八纲辨证以阴阳为辨证的总纲,其原因也就在此。看病时能运用阴阳的辨证思想,就能"知丑知善,知病知不病,知高知下,知坐知起,知行知止,用之有纪,诊道乃具",否则,就"知左不知右,知右不知左,知上不知下,知先不知后,故治不久"。阴阳学说渗透到了中医学术领域的各个方面。它不仅用以说明人体的生理功能、病理变化,而且也用以指导临床的诊断和治疗。

张仲景继承了阴阳学说,并结合临床实践,使之又有了新的发展。《伤寒论》的六经辨证,就是以阴阳为纲,即用三阳、三阴的阴阳两纲总统于六经。进行六经辨证,应首先解决病发于阴,还是病发于阳,辨明阴阳则是治病求于本。然后,进一步探求病位之所在、病情之所属、病势之进退,而判明表里、寒热、虚实,将八纲辨证贯穿于六经辨证之中。

六经辨证,通过八纲认识到疾病的阴阳、表里、寒热、虚实八个主要方面,可以说是辨证中不可缺少的先决条件。但是,如果只辨到八纲为止,那还是不够的,因为它还没有具体地把人体的脏腑经络的病理变化结合起来,就好像找人只找到了街道,还没有找到住户一样,仍然不能确切而深刻地阐明各种复杂的病理变化,并指导临证治疗。而六经辨证就恰好解决了这个问题,它把八纲落实到脏腑经络上,使八纲辨证和脏腑辨证有机地结合起来,从而补充了八纲辨证的不足之处。

由于六经辨证贯穿着八纲而联系于脏腑经络,尤其是以脏腑经络的生理、病理变化作为物质基础,从而使辨证言之有物,而不是空中楼阁。前人在研究《伤寒论》六经时曾指出"经者径也",据经则知邪的来去之路;"经者界也",据经则知病有范围,彼此不相混淆。有了范围,有了界限,就能使我们在辨证时一目了然。见头项强痛,可知是太阳经脉受邪;见缘缘面赤、额痛、鼻干,可知是阳明经脉受邪;见耳聋、胸胁苦满,可知是少阳经脉受邪;见腹满时痛,可知是太阴经脉受邪;见咽痛,可知是少阴经脉受邪;见巅顶痛、干呕、吐涎沫,可知是厥阴经脉受邪。若离开经络学说,上述各个证候的发生机制就无法解释。又由于经络系统的联络交会,使人体的五脏六腑、表里上下、四肢九窍、皮肉筋脉等各个组织器官联结成为一个有机的统一整体,因此,六经辨证也要特别注意脏腑经络病变的相互影响。如发热、恶寒而脉浮者,是属太阳经表受邪;若脉不浮而反见沉象,则知太阳表邪而又内累少阴。太阳与少阴为表里,当少阴阳气不足而外感风寒时,可以两经同时受邪,形成太阳与少阴的"两感"证。脾与胃互为表里,在发生病变时亦相互影响,故有"实则阳明,虚则太阴"的说法。这种病变的相互影响,表现在具有表里关系的经络脏腑之间,所以,辨证不能离开经络。宋代朱肱认为:"治伤寒先须识经络,不识经络,触途冥行,不知邪气之所在"。(《伤寒类证活人书》卷之一)

辨证掌握了六经,就有了范围,有了规矩准绳,它是《伤寒论》的核心。在这个基础上,张仲景又举出多种变证的辨证,用以羽翼六经辨证的不及。变证,是指误治后,证情发生了变化,甚至是治坏了的病证。它可以不受六经的限制和传经的约束,完全根据作者的想法和意图,具有很大的灵活性和机动性。正由于有内容丰富多彩的变证穿插在六经辨证之中,因而《伤寒论》的辨证范围大大地扩展了。《伤寒论》中有近三分之一的篇幅论述误治的变证,这些变证所涉及的内容也是极为广泛的,如书中提到由于汗不得法引起的变证,就有"发汗后恶寒者,虚故也;不恶寒但热者,实也",还有"发汗后,腹胀满者","发汗后……汗出而喘,无大热者","发汗后,其人脐下悸者","发汗过多,其人又手自冒心,心下悸欲得按者"等等,可以说寒热虚实各个方面无所不包,面面俱到,显示了辨证的多样性和复杂性。

《伤寒论》的辨证论治精神,还突出地表现在把许多相互关联又互相矛盾的证候及治法贯穿在一起,反复比较、鉴别,从中得出正确的结论,把人们的辨证思维引向深化。如书中提到的"伤寒,汗出而渴者,五苓散主之;不渴者,茯苓甘草汤主之","太阳病,身黄,脉沉结,少腹硬,小便不利者,为无血也;小便自利,其人如狂者,血证谛也","自利不渴者,属太阴","自利而渴者,属少阴也",都是通过一两个主要证候的鉴别、比较,使辨证分明。又如太阳病有麻桂的可汗法,又对"尺中迟者""尺中脉微",以及"咽喉干燥者""淋家""疮家""衄家""亡血家""病人有寒"等不同情况,提出"不可发汗"的禁忌。阳明病证虽以下法为主,但在强调攻下的同时,又列举了禁下之证;在可下与不可下之间,反复分析,反复推敲,以详辨其什么情况可攻、什么情况不可攻,什么时候是"屎未硬"、什么时候又为"屎定硬",什么时候先用小承气汤、什么时候又必用大承气汤,什么情况下不可下而可导、什么情况下又不可攻而可润等等,真是辨证分析淋漓尽致,提出的治法丰富多彩,使人眼界大开,思路广阔。

综上所述,可以看出:《伤寒论》的辨证论治继承了《内经》的学术思想,把具有朴素辩证法思想的阴阳作为分经认证的纲领,以指导疾病的诊断和治疗;同时,创立了六经辨证的体系又兼论杂病,从而使其辨证内容更加丰富。辨证在于分析,深入细致地分析、鉴别与比较,正面和反面并举,一分为二地看问题,这是六经辨证的基本方法,也是做出正确诊断和治疗的必要前提。

(八)怎样学习《伤寒论》

学习任何一门科学,都要掌握良好的学习方法;有了好的学习方法,可以收到事半功倍的学习效果。对于怎样学好《伤寒论》,古今医学家介绍了许多宝贵的经验,尽管他们处在不同的社会历史环境,学习《伤寒论》的深度、广度与要求不同,倡导的学习方法也不尽一致,但在一些基本方面还是差不多的,下面作简要介绍。

1. 首先要熟读原文,在熟悉原文的基础上重点掌握方证

学习《伤寒论》,主要是学习它的辨证论治规律与方法,而这些规律与方法均贯穿于原文之中。虽然后人为了学习与研究的方便,将原文划分为若干单元,并从各个不同角度加以注释,但是我们的学习不能强客弱

主,一定要立足于原著。对《伤寒论》的原文(或者说条文)要熟读,重点条文要能够背诵,这不仅对全面系统地理解掌握《伤寒论》的理论体系有重要意义,而且对指导临床辨证论治也有极大的方便。"熟能生巧",书读熟了,就打下了良好的基础,在应用时才能得心应手。原文要熟读,但也不是平均对待,重点的条文更要读熟记牢。什么是重点? 从指导临床辨证治疗的需要考虑,应该说凡是辨证治法方药完备的条文都是重点。一部《伤寒论》载方113首(其中禹余粮丸方阙),它代表着113个方证,有些方证多次出现在前后条文之中,如桂枝汤证、麻黄汤证、白虎汤证、承气汤证、小柴胡汤证、四逆汤证等,但它们不是简单的重复,而是辨证内容的充实与论治方法的扩展。因此,这些条文都应该在熟读的基础上记牢,最好是能够背诵下来。当然,还有些条文,如"病有发热恶寒者,发于阳也;无热恶寒者,发于阴也……""病人身大热,反欲得近衣者,热在皮肤,寒在骨髓也;身大寒,反不欲近衣者,寒在皮肤,热在骨髓也",以及辨各经病脉证的提纲等等,虽然未提出治法与方药,但是由于其辨证精确,具有指导全局、提纲挈领的作用,故亦需要背诵记牢。熟读原文或背诵重点条文,最好选用白文本,即不加注释的《伤寒论》。

　　2. 要学好《伤寒论》,还必须有较好的古汉语基础

　　《伤寒论》成书于1 700多年前的东汉时期,它的写作无论在语言文字及语法习惯方面,均有其时代特点。比如《伤寒论》与其他许多古医书一样,均用繁体字,这与现在的简体字就有很大不同;再如汉代的一些词句,如"圊""更衣""哕"等证候概念和使用方法与现在用语也不大一样,或者已经搁置不用了。在写作方面,对《伤寒论》的几种重要笔法,如倒装句、省笔、插笔、互文见义、假宾定主等均应有所了解和熟悉。如果我们不了解这些特点,不懂得汉代语言文字和语法结构等方面的一些基本知识,要学好弄通《伤寒论》是难以办到的。为了掌握古汉语基础知识,为进一步学习《伤寒论》及其他古医籍创造条件,应该学好医古文这门课程。而在学习《伤寒论》的时候,为了掌握它的医理,也一定要注意研究它的文理。

　　3. 熟悉并掌握中医药基本理论,是学好《伤寒论》的一个重要前提

　　《伤寒论》是讲辨证论治的,属于辨证医学的专著。但它的学术思想是有继承性的,它继承了汉以前的医学成就,并吸取了当时的医学成果,以阴阳五行、运气、脏腑经络、病因病机、诊法治则及方药学等基本理论知

识作为它的理论基础。因此,要想学懂、学深《伤寒论》,就必须首先学好现代编写的《中医学基础》以及《内经》《难经》等古典医籍。同时,还要学习《神农本草经》。《神农本草经》成书在《伤寒论》之前,是我国现存最早的中药学著作;它所论述的有关药物性味功能的理论,与《伤寒论》的用药规律最为接近。故此,学习《神农本草经》对于探讨《伤寒论》的用药与治疗有着十分重要的参考价值。特别值得一提的是,要学好《伤寒论》,还必须学习《金匮要略》。它与《伤寒论》原本为一书,均系张仲景所著,现在分为两部书,但它们在学术思想、所论病证以及理法方药等各个方面,都是互相联系、互相发明、互相印证、互相补充的。如《伤寒论》在举出半夏泻心汤证时,由于只强调与柴胡证、结胸证的鉴别,故述证有些不太完备,但这一不足在《金匮要略·呕吐哕下利病脉证治》篇得到了补充与发挥。类似情况甚多,不一一列举。这说明参看并对照《金匮要略》来学习《伤寒论》,无疑是会大有帮助的。

4. 与临床实践相结合是学习《伤寒论》最基本的方法,也是学好《伤寒论》的关键所在

理论来源于实践,又必须接受实践的检验。实践是检验真理的唯一标准。《伤寒论》来自于实践,是我国汉代医疗实践的总结,不仅有很高的科学性,而且有很强的实践性。它自东汉问世以来,至今仍延续不衰,被人们誉为中医药科学宝库中的一颗耀眼夺目的明珠,吸引着千百万医家去学习、探讨,其原因就在于此。我们今天学习《伤寒论》,探讨它的辨证论治规律,绝不仅仅是为了获得理论上的充实,更重要的是为了让它指导临床实践,为人类解除疾病痛苦。多临床,早临床,是学习中医的一条好经验,是毋庸置疑的一条正确途径;学习《伤寒论》更需如此。《伤寒论》中包含的许多深奥理论和辨证论治的规律与方法,需要通过临床实践去验证,在验证中加深理解;对诸多伤寒注家长期争论不休的问题,需要通过临床实践,学以致用,才能把《伤寒论》辨证论治的知识与技能真正学到手,使这些宝贵遗产得到继承与发扬。从古到今,学习和研究《伤寒论》的学者甚多,而真正有所发明、有所作为者,是那些在临床上探索的人们。作为间接经验,他们的心得体会、医案医话等,都很值得我们学习借鉴。

5. 最后要指出的是,学习《伤寒论》一定要注意上下、前后条文之间的联系

善于前后互参、对比分析,则是学习《伤寒论》的一个重要而且有效

的方法。《伤寒论》以六经辨证为纲,贯穿着脏腑、经络以及阴阳、表里、寒热、虚实等辨证内容。它在编写体例上虽然以六经病分篇,但每一篇的内容却又不限于讨论一经之内的病证。各个条文虽有相对独立性,但也不是各自孤立,互不相关,而是互相联系、互相补充、互相发明。在学习的时候,只有把前后条文有机地联系起来,才能学得深透,领会得全面,从而把握住六经辨证论治的完整体系。比如太阳病篇,第1条举出太阳病辨证纲要,接着是太阳中风、太阳伤寒以及太阳温病的辨证要点,然后分别论证太阳病的传变,太阳经证及腑证的辨证治疗与禁忌,太阳病误治或失治所引发的各种变证、坏证以及太阳病类证的辨证与救治。这一篇在六经病各篇中所占条文最多,所涉及的病证亦最广,六经病证几乎无所不包,而且还多有杂病内容。但该篇结构非常严谨,上下条文联系也非常紧密。六经病的其他各篇也均是如此。因此,我们学习《伤寒论》,一定要在一条一条学习的基础上,特别注意上下、前后条文之间的联系,着重于各类病证之间的反复辨证与相互鉴别。有些伤寒注家为了学习与研究的方便,将《伤寒论》原条文顺序打乱,进行重新归类编辑,如柯韵伯《伤寒来苏集》按方类证的方法,尤在泾《伤寒贯珠集》按法类证的方法,沈金鳌《伤寒论纲目》按症类证的方法,等等。现在的高等中医院校统编教材《伤寒论选读》也是对原文进行了归类选编,它与上述几种类证方法的不同之处在于突出了按病机分证的特点。它们的这些归类研究方法,不仅对揭示六经病证之间的联系与差异很有帮助,而且对系统掌握并运用六经辨证论治的规律与方法大有裨益。同时也告诉我们,学习《伤寒论》不仅要注意研究条文之间纵的联系,而且要注意探讨各类方证之间横的联系。

二、辨病发阴阳寒热纲要

《伤寒论》的辨证方法,是以阴阳为纲统摄六经,进而辨清表里、寒热、虚实诸证。根据这一特点,把阴阳辨证大法冠于六经辨证之前,是有其指导意义的。

凡邪气伤人,要了解病发部位、病变性质,只有通过辨证才能认识。要辨证则应先辨阴阳,才能抓住病的根本。张景岳在《类经·阴阳类》中说:"人之疾病……必有所本。故或本于阴,或本于阳,病变虽多,其本则一。"这就说明疾病虽然千变万化,但其根本不外阴与阳两大类别。因此,掌握了辨别阴阳病证的规律,也可以说是掌握了辨证的根本大法。

怎样辨别病证是属阴,还是属阳呢?《伤寒论》作了明确的回答:"病有发热恶寒者,发于阳也;无热恶寒者,发于阴也。"发热与恶寒是两个相互矛盾的证候,但这两个证候可以集中反映人体阳气的盛衰、抗邪能力的强弱。阳气有温煦机体,抗御外邪的作用。若阳气亢盛,能积极抵抗外邪,集于体表,就会有发热的表现;同时,由于阳气已被邪气所伤,处于不利状态,所以在发热的同时又有恶寒。恶寒,就是怕冷。患者发热与恶寒同时并见,说明感受外邪,阳气虽被邪气所伤,但并不衰弱,仍然有力与邪气抗争,将病邪拒于外而不得入于内,故谓"发于阳";若只见恶寒,不见发热,说明机体阳气虚衰,无力与邪气抗争,病变已入于里,所以说是"发于阴"。

由于阴阳统摄六经而为八纲之总纲,因此,掌握阴阳的辨证规律,对指导六经辨证及表里、寒热、虚实的辨证有很大的现实意义。

一般地说,三阳经病均有发热,表示阳气有余,邪气亦盛,正邪斗争激烈,其病变属表(或属里)、属热、属实;三阴经病多不发热而恶寒,说明阳气不足,抗邪无力,病变属里、属寒、属虚。

阴阳盛衰可验之于寒热,已如上述。但寒热又有真假之分,不可不辨。如患者身大热,好像是阳盛热证,但反而想多穿衣服或多盖被子,说明身热是假象,是由于阴寒盛于内,逼迫阳气浮于外所致,属于内有真寒、外有假热的阴盛格阳证,所以说是"热在皮肤,寒在骨髓也"。反之,患者身大寒,或表现为怕冷,或表现为手足厥冷,但他不想多穿衣服或加盖被子以取暖,这说明身寒是假象,是由于阳热郁闭于内,格阴于外所致,属于内有真热、外有假寒的阳盛格阴证,所以说是"寒在皮肤,热在骨髓也"。

辨寒热真假,以患者身大热或身大寒、欲得近衣或不欲近衣作为鉴别诊断的依据,是抓住了本质上的要害。但由于假象多见于重病患者,故在临证时还应综合全面情况,方不至有误。如真寒假热证常伴见口不渴,或虽口渴但不欲饮水,尿清长,舌淡,脉大而软或数而无力等;真热假寒证常伴见口渴喜冷饮,尿黄赤,脉数,舌红等。总之,只有慎重对待,全面分析,才能切实做到透过现象看本质,去伪存真。

三、辨太阳病脉证并治

太阳病是外感病的初起阶段,由于这个时候正气开始抵抗,正邪斗争还只限于体表部位,故称为"表证"。

太阳病可分为太阳经证和太阳腑证两大类。由于证候表现不同,太阳经证包括中风和伤寒两类;太阳腑证又包括蓄水和蓄血两类。除太阳的经腑证之外,还有邪热蕴郁胸膈不得伸发的虚烦证,热与痰或水互结的结胸证;若中焦寒热阻塞,升降失调,还可出现心下痞证;太阳病治不得法,也就是误治,还会发生种种变证;另外,还有一些类似太阳病的证候,作为太阳病类证应与太阳病鉴别比较。太阳与少阴为表里,若少阴阳气不足而感外邪,还可形成太阳与少阴同时俱病的"两感"证。

太阳病的治疗:经证属表,当用汗法;因感受风寒邪气,故治以辛温解表之法。腑证蓄水,用通阳行水法;蓄血,用破血逐瘀法。若属太阳与少阴的"两感"证,当温经解表并用。至于其他诸证,或用温法,或用清法,或用补法,或用泻法,自当随证施治。

(一)太阳病辨证纲要

要掌握太阳病的辨证特点,首先应该弄明白什么是太阳、什么是太阳病。

太阳,指足太阳膀胱。太阳膀胱,其位居于下焦,内藏津液。肾阳蒸化膀胱津液,形成一种雾露之气,达于体表,叫做"太阳之气"。太阳之气行于体表,具有温煦肌表,管理汗孔开合,防御外邪,保卫机体的作用,故又称为"卫气"。太阳之气,也就是卫气,运行于全身。古人认为,卫气一日一夜行 50 周,昼夜各行 25 周,每日早晨当阴气尽时,则阳气出于目,目张则卫阳之气上行于头,然后循颈项而下行太阳经脉。由于太阳之气行于体表,在六经的最外层,又具有卫外的功能,所以就有"太阳主表,为六经之首,总统营卫,而为一身之外藩"的说法。《灵枢·营卫生会》说"太阳主外",也是指它的部位及功能而言。

我们都知道肺是主表的,这里又提出太阳主表,它们之间有什么关系呢?

　　肺主表,是因为肺主宣发,能把卫气布散到体表,以行使温煦、卫外的功能。而太阳主表,则指太阳之气行于体表。太阳之气就是卫气,它出于下焦,由肾阳蒸化膀胱津液所产生,受胃的水谷之气赡养,然后又通过上焦开发以"熏肤、充身、泽毛"。《灵枢·本脏》指出"肾合三焦膀胱,三焦膀胱者,腠理毫毛其应","肺合大肠,大肠者,皮其应",就说明了脏腑相连,在内之脏腑与在外之皮毛相应的表里关系。皮毛属表,太阳之气行于表,是由少阴肾气所化,经肺气的宣发敷布外达皮毛,所以说,肺气合于表而太阳之气主表。

　　足太阳膀胱经是人体最大的一条经脉,循行路线最长,与督脉并行于人身的背部。背为阳之府,是人体阳气最集中的一个部位;太阳经从这里通过,所以说它是"阳经之长"。足太阳膀胱经行于内脏时,属于膀胱腑而络于肾脏。膀胱主藏津液,但它还要赖以肾气的作用使津液气化升降。以上介绍的可以说是太阳的生理。

　　由于太阳之气行于表,所以当外邪侵袭人体时,太阳必然首当其冲。太阳受邪,太阳之气抗邪于体表所表现的证候,就是太阳病。太阳主表,所以说太阳病就是表证。对于太阳病的主要脉证表现,《伤寒论》概括为"脉浮,头项强痛而恶寒",可作为辨太阳病的主要依据。

　　太阳病为什么见浮脉呢?因为邪气初客体表,太阳之气开始抵抗,气血趋向于外以抗邪,故脉应之而浮。"浮脉为阳表病居",说明浮脉是表证的纲脉,凡见浮脉,当先考虑病在表。所谓"头项强痛",是形容头痛项强,顾盼俯仰不能自如。《灵枢·本脏》说:"经脉者,所以行血气而营阴阳,濡筋骨,利关节者也。"今太阳受邪,经气运行不利,故出现头项强痛的证候。头为诸阳之会,足太阳经上额、交巅、络脑、下项,所以太阳之为病必见头项强痛。太阳之气行于体表,行使其温煦卫外的功能;太阳受邪,温煦卫外的功能失常,故见恶寒。恶寒,是各种外感疾病的初起阶段,即表证阶段的必见证;它对判断病邪是在表还是已经入里,有重要的鉴别意义。"有一分恶寒,便有一分表证",这个临床经验总结,就说明恶寒一证是判断病邪在表的一个重要标志。太阳为病,卫阳之气被郁,正气奋起与邪气斗争,还应见发热。而太阳病提纲中并未提发热,这是因为外邪入侵人体,卫阳被遏伤在先,故恶寒每先见于发热。《伤寒论》所说"太阳病,或已发热,或未发热,必恶寒",就指出了太阳病发热可有迟早,但恶寒是必见的。太阳病是邪在表未入于里,故舌苔以薄白为多见。

以上脉证,是从太阳病脉证中抽出来的具有共性的证候。它们反映了一切表证的最基本的证候特点,具有普遍的指导意义,所以把它们列为太阳病的辨证纲要。

(二)太阳病经证

根据证候特点,太阳病可以分为经证和腑证两大类。所谓太阳经证,是指病邪侵扰太阳经表而未聚结于太阳之腑所表现的证候。由于经与腑有表里之分,所以太阳经证就是太阳之表证;太阳腑证可以看做是太阳之里证。前面介绍的"脉浮、头项强痛而恶寒"的太阳病,主要是指太阳经证。

太阳病经证,按其所见脉证不同,习惯上又常分为太阳中风与太阳伤寒两种证候。

1. 太阳中风证治

太阳中风,是指风邪外袭,在太阳病"脉浮、头项强痛而恶寒"的脉证基础上,更见发热、汗出、恶风、脉缓等证的一种太阳表证,不同于"脑血管意外"的中风。因太阳中风用桂枝汤治疗,故太阳中风证又称为"桂枝汤证"。有关太阳中风的证治,下面就从桂枝汤主证、桂枝汤加减证和桂枝汤的禁忌证加以介绍、说明。

(1)桂枝汤主证

桂枝汤是治疗太阳中风的主方。要了解**桂枝汤证**,也就是要了解太阳中风证的病变特点,首先要从风邪的性质及其致病特点谈起。

风为阳邪,风阳袭卫,卫阳与风邪相搏,故见发热,且发热证的出现既迅速又较突出。由于卫阳被风邪所伤,失去了卫护肌表、管理汗孔开合的作用,再加上风邪的疏泄,迫使营阴不能内守,因而自汗出。汗出越多,肌腠就越疏松不固,卫气也就更难抵御风邪的侵袭,故患者特别怕风。汗出肌疏,营阴外泄,反映在脉象上,就呈现了缓慢而有松弛虚弱感的一种缓脉。《伤寒论》中对太阳中风的脉证与病变机制,作了很形象的描述和很好的说明:脉"阳浮而阴弱",即见浮取有余,重按不足的浮而缓弱的脉象;"翕翕发热""淅淅恶风""啬啬恶寒",形容像多着衣服那样的发热,像冷水淋在身上一样的怕风,而怕冷又表现出一种畏缩的样子。同时,由于风邪外袭影响了肺气的宣发和胃气的下降,肺气不利则鼻鸣,胃气上逆则干呕。太阳中风的病理,《伤寒论》把它概括为"荣弱卫强"。"荣弱"是说营阴失去卫阳的固护而外泄,反映了正气不足的一面;"卫强"指风邪犯于卫分,反映了邪气盛实的一面。总体来看,风邪外袭以致营卫不和,就是太阳中风最基本的病变特点。

太阳中风证,既然是风邪外袭,营卫不和,治法就当解肌祛风,调和营卫,宜用桂枝汤。桂枝汤由桂枝、芍药、炙甘草、大枣、生姜组成。方中桂枝温通卫阳,配生姜之辛,以解卫分之风邪;芍药味酸能敛阴和营,配大枣之甘,可滋养营阴之弱;甘草和中扶虚。以上诸药内含辛、酸、甘味,由于辛甘化阳可助卫,酸甘化阴能和营,故桂枝汤有调和营卫的功效。本方服法要求服药后喝热稀粥,其目的是使谷气内充,既可借以资汗源,又可强营卫以助抗邪之力。

太阳中风当用桂枝汤治疗,但桂枝汤却不仅限于治太阳中风证。如本属太阳伤寒证,经过汗下之后表邪仍不解;或虽经汗解,但又复感风寒病在表者,均应以桂枝汤再行解表。为什么此时要用桂枝汤呢? 这是因为病原属伤寒,但已经汗下,尽管表证仍在,也不宜再用峻汗法,而用桂枝汤可解肌发表,调和营卫,虽发汗以祛邪,但不损伤正气。正如《伤寒论》所说:"伤寒发汗已解,半日许复烦,脉浮数者,可更发汗,宜桂枝汤。"

还有一种情况,即有的患者内脏并没有什么毛病,只是不时地自汗,或伴以发热,这是什么原因呢? 这是因为"卫气不和","卫气不共荣气谐和故尔"。也就是说,虽然患者营气和顺,但卫气不和,不能与营气密切协作,以致营卫各行其是,卫气不能外固,荣阴不能内守,因而"常自汗出"或"时发热自汗出而不愈"。这种既非太阳中风,又"脏无他病"的荣卫不和证,也要用桂枝汤,在未发病之前服药取汗,使营卫调和则愈。

> 曾治一患者李某,女,53岁。每日都有两三次发热、汗出,患病已一年。查其饮食、二便、睡眠皆佳。曾按阴虚治疗,服药廿余剂无效。诊其脉缓软,舌淡苔白。
>
> 辨为营卫不和之证,遂用桂枝汤原方。只服二剂,则热止汗不出。

柯琴在评价桂枝汤时说:"此为仲景群方之魁,乃滋阴和阳、调和营卫、解肌发汗之总方也。凡头痛发热,恶风恶寒,其脉浮而弱,汗自出者,不拘何经,不论中风、伤寒、杂病,咸得用此发汗;若妄汗、妄下,而表不解者,仍当用此解肌。如所云头痛、发热、恶寒、恶风、鼻鸣、干呕等病,但见一症即是,不必悉具,惟以脉弱、自汗为主耳。"柯氏综合了《伤寒论》的有关条文,既概括指出了桂枝汤的应用范围,又告诉我们不可拘泥,要灵活运用;但灵活也不能失掉原则,要坚持辨证论治,要始终以客观脉证作为施用方药的依据。下面举个病例以说明这个道理。

> 一男性患者,年六十,患荨麻疹,瘙痒钻心,数月不愈。其脉浮而弛缓,并见汗出而恶风寒,舌苔薄白,断为风邪稽留,营卫不和之证。用桂枝汤原方,不增减一味,嘱其喝热稀粥温覆取汗,一剂则疹退痒止。
>
> 此例之所以用桂枝汤治荨麻疹取得疗效,其主要原因就是见到了桂枝汤的主要脉证,即汗出、恶风、脉浮缓,也就是遵循了辨证论治的法则。

太阳中风,当用桂枝汤。一般情况下,太阳中风患者服用桂枝汤,均可汗出而解。但也有"太阳病,初服桂枝汤,反烦不解者",这不是桂枝汤无用,而是由于在经之邪太盛,服汤不能骤解,以致阳郁而增烦。遇到这种情况,应先针刺风池、风府二穴,以疏散在经之风邪,然后再服桂枝汤如法取汗,就能把病治好。

(2)桂枝汤加减证

对桂枝汤进行加减化裁,所治太阳中风的各种兼见证,就叫作桂枝汤加减证。

1)桂枝加厚朴杏仁汤证

桂枝加厚朴杏仁汤,即桂枝汤加厚朴和杏仁。这个方子在《伤寒论》中用以治疗太阳病中风又兼气喘的证候,即"喘家作桂枝汤,加厚朴杏子(即杏仁)佳"。

喘家,就是素有喘疾的人,又触冒风邪而病太阳中风。由于风邪外袭内迫于肺,以致肺气更为不利而作喘,应用桂枝汤以解肌祛风,加杏仁、厚朴宣肺降气以平喘。这是用桂枝加厚朴杏仁汤的一种情况。另外,还有两种情况也用桂枝加厚朴杏仁汤治疗:

其一,患太阳病中风,并无气喘之宿疾,只因风邪外袭内迫,影响了肺气的宣发和肃降,故在汗出、恶风、脉浮缓、苔薄白等太阳中风的脉证基础上,更见胸满气喘。

其二,太阳病表不解,大便不通,本应先解表,然后再用下法。但医生一开始就用了攻下的方法,以致表邪乘机内陷而迫肺,肺气不利,所以作喘。此时因表邪仍未解,故当以桂枝加厚朴杏仁汤,外解风邪,内利肺气。

　　许叔微在《伤寒九十论》中举了一个桂枝加厚朴杏仁汤的治例,对后人运用此方有一定启示。他说:有一个武将被敌人俘虏后,关押在船舱里,数日才得以逃脱。跑出来后,这个武将饱饱吃了一顿,就坐在露天的地方,解开衣服歇息,不料第二日就得了伤寒。先请来一个医生,说是过饱伤食之证,而用下法;又请来一个医生,说是感受外邪,而用汗法。这样又下又汗,杂治几日不仅不见好,反而更增喘息,前医茫然不知所措,就又请来了许叔微诊治。许看了患者后说,这是太阳病用了下法,而表未解又见微喘,当用仲景的方法,以桂枝加厚朴杏仁汤治疗。前医见开此方,还有些疑惑不信。经服此药,一剂而喘定;再服,则汗出、脉和、身凉而病愈。

　　2)桂枝加葛根汤证

　　太阳病,本有头项强痛的太阳经输不利之证。若太阳中风,经输不利严重时,不仅颈项强急不舒而且连及背部,以致顾盼俯仰受限,这就是《伤寒论》中所说的"项背强几几"。"几几",本是形容短翼之鸟伸颈欲飞而又不能飞的样子,在这里用以比喻项背强急而不舒。一般来讲,此证多见于伤寒无汗表实之证,而今却反见汗出、恶风,故知这个证候仍属太阳中风的范围,还要用桂枝汤以解肌祛风,加葛根则可以疏通经脉以治项背强急。

　　原宋本《伤寒论》中记载,此方中尚有麻黄,但林亿等人又在方后注:既有汗,不当有麻黄。故后来的注家多按照林亿等人的见解,去掉了麻黄。

　　3)桂枝加附子汤证

　　桂枝加附子汤证,是太阳中风又兼有表阳虚的证候,可见于太阳病发汗之后。

　　太阳病用发汗的方法治疗理所应当,但为什么病没有治好,反而伤了表阳呢?问题就在于汗不得法。按要求,太阳病发汗只宜发微汗,不可大汗令"如水流漓"。若发汗太过,不仅邪不去、表不解,反而使阳从汗泄,更伤卫阳。表不解,则仍见汗出、恶风;表阳虚,肌表不固,则汗漏不止;汗出过多,津气俱伤,筋脉失养,气化不利,所以"小便难,四肢微急难以屈伸"。

此时,表不解又兼见亡阳脱液,故以桂枝汤解肌发表,加附子以温经回阳,固表敛汗。

本证既有津伤,但方中并不加生津益阴的药物,其理何在? 陆渊雷作了很好的说明:"故津伤而阳不亡者,其津自能再生;阳亡而津不伤者,其津亦无后继。是以良工治病,不患津之伤,而患阳之亡……桂枝加附子汤之证,伤津而兼亡阳也,仲景则回其阳而已,不养其津,学者当深长思之。"(《伤寒论今释》)

> 关于桂枝加附子汤的用法,举一个例子说明:同事仆老师,在回乡探亲前向我求方。他说有一个亲戚患自汗证,身体虚惫不堪,曾用黄芪、党参、龙骨、酸枣仁、浮小麦等止汗固表药不效,怎么办? 我告诉他,如无热象,可试用桂枝加附子汤。他回乡后用此方果然取效。后来,他对我说:阳虚出汗,非附子而不能止,若早看到这一点,病也不至于拖延至今哪!

4) 桂枝去芍药汤证、桂枝去芍药加附子汤证

太阳病应当用汗法,不能用攻下法,若误下则属逆其病机,可使在表之邪内陷。由于阳气开发于胸中,表又近于胸位,因此误下往往使表邪内陷胸中,影响阳气的开发以致胸满。此时,若脉沉紧有力,恐为结胸之变;若脉来急促,按之而软,说明阳气虽因误下受挫,但仍能与邪气抗争,病在阳而未入阴,在胸而未入腹。正因邪气去表未远,故用桂枝去芍药汤以鼓舞心胸阳气,驱邪从表外出。

桂枝去芍药汤,方用桂枝、炙甘草以扶心胸之阳;配以生姜、大枣辛甘发散,使内陷胸间之邪从表解;因芍药酸寒,其性阴凝而敛,不利于胸阳的宣通畅达,故不用。

若在上证基础上更见微恶风寒,说明阳气损伤较重,显现出温煦失职之象,故须于上方中加附子,以扶阳气之虚损。

> **治验举例:**
> 王某,男,36岁。自诉胸中发满,甚或作痛,每逢严冬季节发作更甚,兼见咳嗽,气短。切其脉弦而缓,握其手冷如冰,问其小便则清而长。参合上述脉证,断为胸阳不振而有寒。因冬月阴寒最盛,阳受其困,

故病情增剧。为之处方：

附子9克，桂枝9克，生姜9克，大枣7枚。

患者见上方除姜枣外，仅二味药，有些不相信。一周后他高兴地告诉笔者，服上药后多年宿疾已愈。

5）桂枝加芍药生姜各一两人参三两新加汤证

太阳病未经发汗的身体疼痛，是表不解；已经发汗后的身体疼痛，多为气血两虚，不能濡养筋脉所致。凡属表证的身疼，其脉应浮；属气血虚的身疼，脉多见沉迟而涩。气虚血少，充盈鼓动血脉的力量不足，故脉沉迟而涩滞不畅。表证身疼，治当汗解；汗后气血不足的身疼，则应温补，用桂枝加芍药生姜各一两人参三两新加汤治疗。

桂枝加芍药生姜各一两人参三两新加汤，是由桂枝汤加重芍药、生姜的用量，再加人参所组成。桂枝汤有调和营卫的作用；加重芍药以滋养营血；加人参补气生津，调营养卫；重用生姜可宣通阳气，使药力达于体表。

曾治一樊姓妇女，新产之后，忽而身痛，自服生化汤两帖无效。随笔者实习的学员诊为气血两虚身痛，用当归、黄芪、党参、白术、甘草等药，服之有效但治不彻底。切其脉沉缓无力，舌淡苔白，嘱用新加汤，三剂而病愈。

学员不解，纷纷问询是什么道理。笔者对他们说，关键在于桂枝汤走肌表而参芪走里，身疼痛一证是在表的营卫气血不足，故进参芪其效则缓，而服桂枝新加汤就取得了满意的疗效。

6）桂枝去桂加茯苓白术汤证

病有类似太阳病，实非太阳病，临证时不能不加以辨别。如有一种病表现为头项强痛，翕翕发热而无汗，并有小便不利，心下胀满微痛。若辨头项强痛、翕翕发热为表不解，投以桂枝汤发汗，或认为心下满微痛是里邪凝结，用攻下法治疗，均不见效，如《伤寒论》中所说"服桂枝汤，或下之，仍头项强痛，翕翕发热，无汗，心下满微痛，小便不利"。此证汗之不解，下之不愈，究竟是什么病证呢？由于膀胱气化失司，水邪内停，故小便不利；水邪凝结，影响中气不运，所以心下胀满微痛。经脉与脏腑相通，腑病影响了在外之经气不和，故见头项强痛、翕翕发热等证，这是水遏阳郁不得宣畅的表现,属于太阳之邪内陷,以致膀胱气化失职的水饮内停之证。与太阳中风的翕翕发热、汗出、恶风之证截然不同,所以不能用桂枝汤,而应该用桂枝去桂加茯苓白术汤治疗。

桂枝去桂加茯苓白术汤由芍药、炙甘草、生姜、大枣、茯苓、白术组成。因为表无邪,故不用桂枝;水饮内停,小便不利,故加茯苓、白术。方中生姜可健胃以散心下之饮;芍药助疏泄以解心下之痛;甘草、大枣有培土制水的功效。因本方所治之证,属太阳之里影响于太阳之表,并无太阳表证存在,故不需汗出而解,只要"小便利则愈"。

> 陈慎吾老大夫曾治一发热患者,屡经医治,发热不退。问其小便不利,而胃脘胀满不舒,脉沉而弦,舌苔白而水滑,辨为水饮内停,阳气外郁,乃不治热而治水。
>
> 用桂枝去桂加茯苓白术汤,三剂热退而安。

对于桂枝去桂加茯苓白术汤证,各医家也有不同的看法。《医宗金鉴》认为:"去桂当是去芍药。此方去桂,将何以治仍头项强痛、发热、无汗之表乎?……故用桂枝汤去芍药之酸收,避无汗心下之满,加苓、术之燥渗,使表里两解,则内外诸证自愈矣。"自《医宗金鉴》提出"去桂当是去芍"之说后,对这个问题就展开了争论,同意《医宗金鉴》观点者亦有不少人,故将此见解提出来,供参考。

以上列举了桂枝汤的加减诸证,虽不能面面俱到,但可举一反三,触类旁通。后世医家徐灵胎在此方基础上加黄芪、当归,叶天士则加杏仁、干姜、五味子等等,他们均能在辨证论治的原则指导下,做到随证加减,灵活变通,不断地扩大了桂枝汤的应用范围。

(3)桂枝汤禁忌证

桂枝汤是治疗太阳中风证的主方。太阳中风以发热、汗出、恶风、脉浮缓为主要临床表现和辨证依据。若患者见发热、恶寒、无汗、脉浮紧,说明所患之病是太阳伤寒,并非太阳中风,应当用麻黄汤而不能用桂枝汤治疗。所以,《伤寒论》提出:"桂枝本为解肌,若其人脉浮紧,发热汗不出者,不可与之也。""解肌"指桂枝汤有解肌腠之邪的作用,是与麻黄汤的解表作用相比较而言。由于太阳中风桂枝汤证与太阳伤寒麻黄汤证,在病因上有伤于风和感于寒的不同,在病理上有卫强营弱与营强卫闭的不同,在临床表现上又有汗出与无汗的区别,因此,这两种不同的病证就有完全不同的治法。若太阳中风错用麻黄汤发汗,可出现"遂漏不止……小便难,四肢微急,难以屈伸"的桂枝加附子汤证;若太阳伤寒误用桂枝汤,不仅由于药不对证而病不解,还可能由于桂枝汤中芍药的酸寒收敛,使表寒更加郁闭,变化为"不汗出而烦躁"的大青龙汤证或其他病证。对于上述一些问题,在临床上一定要认真对待,不可粗心大意,以免给患者带来不应有的痛苦。为此,张仲景也特别告诫我们:"常须识此,勿令误也。"

太阳伤寒证不能用桂枝汤,这是桂枝汤的禁忌证之一。此外,《伤寒论》提出"酒客病"不能用桂枝汤。酒客,指有喝酒嗜好的人。由于长期饮酒无以节制,故酒客的湿热较盛。湿热内蕴,熏蒸于外,致营卫不和,可出现汗出、干呕、头痛等类似太阳中风的证候,称为"酒客病"。治疗应该用葛花、枳椇子等解酒利湿药物,不能用桂枝汤。若误投桂枝汤,不仅酒客病不解,反而由于桂枝汤为辛甘温之剂,辛温能助热,甘药能助湿,酒客服后使湿热更盛,壅滞于中,影响胃气的和降,引起呕吐。张仲景在《伤寒论》中把这个道理归结为"以酒客不喜甘故也"。

酒客病禁用桂枝汤是有一定道理的,但在具体应用时不可拘泥。当酒客太阳中风时,无湿热表现,可用桂枝汤;虽不是酒客,但这个人湿热素盛,当病太阳中风时,桂枝汤也当慎用。日本山田正珍提出用化裁桂枝汤治疗酒客患太阳中风证:"若夫平素好饮之客,虽有中风之证,不可执桂枝之成法与之,宜减去甘、枣二物以投之。"(《伤寒论集成》)可供我们临证时参考。

太阳病,以发汗为治疗大法。若不发汗,反泻下,就是治疗上的错误。如虽经误下,但并未导致邪气内陷,太阳之气仍能抗邪于外,即"其气上冲者",就还可以用桂枝汤发汗解表,这正如《伤寒论》所说"太阳病,下之后,其气上冲者,可与桂枝汤,方用前法"。若误下之后,太阳之气不上冲,表证已不在,邪气内陷于里,桂枝汤就不能用了。其实不仅误下,就是发汗不得法,或错误地用吐法、温针等方法,都会使病情发生变化,以致发生"坏病"。既然病证有变,治法方药当随之而变,此时再用桂枝汤就不中用了。如《伤寒论》说:"太阳病三日,已发汗,若吐,若下,若温针,仍不解者,此为坏病,桂枝不中与之也。"发生了坏病,桂枝汤又不中用,该怎样救治呢?还是张仲景说得好:"观其脉证,知犯何逆,随证治之。"也就是要遵循辨证论治的法则。

2. 太阳伤寒证治

太阳病伤寒,是指感受寒邪,在太阳病"脉浮、头项强痛而恶寒"的脉证基础上,更见无汗而喘、头疼、身疼、腰痛、骨节疼痛、脉紧等表现的又一种类型的太阳表证。因其主治以麻黄汤,故太阳伤寒证又称"麻黄汤证"。太阳中风与太阳伤寒虽同属太阳病经证,但又是有不同病变特点的两种证候。太阳中风,因其感受风邪,汗出肌疏,故称"表虚";太阳伤寒,因其被寒邪所伤,无汗表闭,故又称"表实"。

(1)麻黄汤主证

要了解麻黄汤主证,即太阳伤寒证的病变特点,就要先从寒邪的性质及致病特点说起。

寒邪,在六淫邪气中属于阴邪。它侵袭人体,最容易损伤人体的阳气。阳气被寒邪所伤,失去正常的温煦作用,所以要恶寒。伤寒的恶寒是很厉害的,即使多穿衣、多盖被,或者烤火取暖,常不得缓解。寒主凝,主痛,主收引。外感寒邪,营卫凝涩不利,皮毛腠理敛缩闭塞,所以见无汗、身疼、腰痛、周身骨节疼痛。"肺之合皮也,其荣毛也",皮毛汗孔被寒邪闭郁,肺气也就不得宣发,肺失宣降,则上逆作喘;若影响到胃气的和降,还可见呕逆。因感寒使脉道收缩而拘急,故脉"阴阳俱紧",寸关尺部位出现浮紧的脉象。由于寒邪伤人,卫阳被遏在先,故太阳伤寒每先见恶寒,紧接着也要发热。《伤寒论》综合了太阳伤寒的各种见证,并提出治法:"太阳病,头痛发热,身疼腰痛,骨节疼痛,恶风,无汗而喘者,麻黄汤主之。"这里提出的头痛发热等八个症状是太阳伤寒的主要证候,并以此与太阳中风桂枝汤证加以区别。

太阳中风与太阳伤寒均属太阳病,故脉浮、头项强痛而恶寒是它们的共见证。但中风表虚以汗出、恶风、脉浮缓为主,伤寒表实以无汗、恶寒、身疼、脉浮紧为主,两者有所不同。

太阳伤寒病变的关键在于卫气之闭,卫气闭之因在于外寒之凝滞,故本证当用麻黄汤辛温散寒以解表。

麻黄汤由麻黄、桂枝、杏仁、炙甘草组成。麻黄辛温,可发散风寒,开腠理而发汗,宣肺平喘;桂枝通阳解肌,助麻黄发散风寒;杏仁苦温利肺,助麻黄宣肺平喘;甘草调和诸药而和中。本方为辛温发汗之峻剂,炙甘草量宜小不宜大,以防有碍于发汗解表。

　　笔者于 1967 年随医疗队赴甘肃。当时正赶上隆冬季节,因冒受风寒而外感。周身关节无处不痛,恶寒特甚,体温 39.8℃,无汗,咳嗽,脉浮紧。笔者自己开了一剂麻黄汤,服后躺在火炕上发汗,约一时许,通身汗出而病解。

　　一般地说,典型的太阳伤寒以麻黄汤发汗,用之得当,可以药到病除。如果治不及时,失于发汗,以致阳郁过甚,邪无出路,则可发生鼻衄。

　　为什么“伤寒,脉浮紧,不发汗,因致衄”呢? 这是因为汗与血同源,外寒闭郁,当汗不汗,邪不能从汗解,势必造成阳郁更甚,以致迫血妄行,从衄而解;这是正气抗邪于外的一种自然疗能,说明营分之邪有外出之路,起到了“衄以代汗”的作用。因此,**麻黄汤证**有“衄乃解”和“自衄者愈”的情况。人们习惯上把伤寒衄血称为“红汗”,是“出大寒”。但也有衄而不解的,多因衄而不畅,不能载邪外出,就好像汗出不彻,表邪不解一样。此时,还应再用麻黄汤发汗,以消营中之邪,使汗出邪越而血自宁,这种再以麻黄汤发汗的方法是“汗以代衄”。若衄后病不解,更见身热夜甚,舌绛苔燥,心烦不寐,脉细数等证,说明邪已化热,内陷营血,应治以清热凉血之法,万万不可再用麻黄汤发汗。

　　麻黄汤本有衄血之禁(后文还要提到),这里却说伤寒“不发汗,因致衄者,麻黄汤主之”,这不是有矛盾吗? 其实不然,这里所说的因表邪不解而致衄,与麻黄汤禁忌证中的先衄后病伤寒有根本不同。彼属衄家,则禁汗;而此属失汗致衄,则可汗。正如江笪南所说:“久衄之家,亡血已多,故不可汗。今缘当汗不汗,热毒蕴结而成吐血,当分其津液乃愈。故仲景又曰:伤寒脉浮紧,不发汗,因致衄血者,麻黄汤主之。盖发其汗则热越而出,血自止也。”(《名医类案·伤寒》)

　　(2)麻黄汤加减证

　　在麻黄汤的基础上进行加减化裁,所治太阳伤寒的各种兼挟证,就称为麻黄汤加减证。其中包括伤寒挟水饮咳喘的小青龙汤证,兼阳郁烦躁的大青龙汤证,以及兼太阳经输不利的项背强几几的葛根汤证。

　　1)小青龙汤证

　　小青龙汤证是属于伤寒兼挟水饮的一种病证,简单地说,属于外寒内饮证。《伤寒论》概括它的病变是“伤寒表不解,心下有水气”。

　　“伤寒表不解”,是说有恶寒、发热、无汗、身疼痛等太阳伤寒的表证存在;"心下有水气",是指素有水饮内停犯胃,胃气不降则上逆作呕;外寒内饮,上射于肺,肺失宣降则咳喘。由于水邪变动不居,可随气机升降到处为患,故小青龙汤证的或见证特别多。如水饮走于肠道则下利;水饮蓄于膀胱,气化失职,则小便不利、少腹满;水寒壅滞于上,阻碍气机则噎;水饮内停,气不化津,则口渴等。因属寒饮为病,所以脉弦、苔白而滑、咳吐清稀泡沫样痰,这几个脉证对本证的辨别有重要意义。治疗用小青龙汤,外解风寒,内散水饮。

小青龙汤由麻黄、桂枝、芍药、细辛、干姜、半夏、炙甘草、五味子组成。方中用麻黄发散风寒,平喘利水;配桂枝,可增强通阳宣散的功能;干姜、细辛可散寒化饮;半夏祛痰降逆;甘草扶正和中;恐辛散太过,耗伤正气,故用五味子酸收,以保肺肾之气,助以芍药酸收微寒,敛荣阴而防动血,如此配伍,可使邪去而正不伤。方中干姜、细辛、五味子三药配合使用,以温散肺饮,止咳平喘,这也是张仲景治咳喘药物配伍的一个特点。

小青龙汤证有寒饮内扰,故一般情况下患者口不渴;若服小青龙汤后,患者口渴欲饮,这是"寒去欲解"的反映,也就是寒饮散去而胃阳得以恢复的好现象。

本方在临床上并不仅限于治疗表寒内饮证,即使没有表证,只要属于寒饮咳喘,就可使用。《金匮要略》就有用小青龙汤治疗"溢饮",以及"咳逆倚息不得卧"等证的记载。若寒饮有化热趋势表现,有烦躁证者,可在本方中加生石膏。本方只要辨证恰当,临床用之多有效,但不宜久服。因其不仅能发散阳气,而且又能伤阴动血,故本方对某些心脏病引起的咳喘以及肺结核等病,应当慎用。

2)大青龙汤证

大青龙汤证是由于伤寒失汗,表邪不解,阳郁化热形成的表寒兼内热的证候。

表寒不解,所以脉浮紧、发热恶寒、身疼痛的表实证俱在。当汗不汗,卫阳被表寒闭郁而化热,阳热内扰,故见烦躁。这里的表寒与内热虽是两种不同的病理变化,但两者之间有着密切的内在联系。《伤寒论》所说"不汗出而烦躁",就指出了烦躁是由于不得汗出,阳郁不宣所致。单是表寒不解,只用麻黄汤发汗就可以了。本证是外寒兼内热,故再用麻黄汤就不行了,应该用大青龙汤外解风寒,内清烦热。

大青龙汤可以说是在麻黄汤的基础上化裁出来的,是麻黄汤倍用麻黄的剂量,再加生姜、大枣、生石膏所成。方中重用麻黄,助以桂枝、生姜发汗以解表;用杏仁利肺气,助麻黄以宣发;石膏辛甘大寒,配麻黄解肌以开阳气的郁闭,并能清热除烦;甘草、大枣能和中扶正,在发汗剂中还有资助汗源的作用。

大青龙汤属发汗峻剂,体质壮实的可用,体质虚弱的不可用,如病人脉微弱、汗出恶风,属中风表虚证的也不能用。若表虚证误服此方,可因发汗太多,以致发生四肢厥逆、肌肉跳动的亡阳之变。为防止汗多亡阳,张仲景特别在方后注:"汗出多者,温粉粉之。一服汗者,停后服。""温粉"即炒温的米粉,可扑在身上,用以止汗。

> 有一位姓邱的医生,在笔者所在学院旁听《伤寒论》课,当讲到大青龙汤证时,他介绍了用这个方子治愈的一个病例:
>
> 他的家乡在抗旱打井时,一壮年社员,遍身汗出如洗,绲绳下井,井底寒气逼人,顿时汗消,随之即病。发热恶寒,一身疼痛而烦躁难耐。邱医生看了患者,认为是大青龙汤证。但考虑当时正是暑夏季节,又不敢贸然进药,后在别的医生鼓励与协助下,他给患者开了一付大青龙汤。只服一煎,患者遍身汗出,热退身凉而神安。

大青龙汤用以治疗"不汗出而烦躁"的表寒内热证,这只是其适应证的一个方面。还有一个方面,就是在不得汗的同时,不仅阳气被郁不得发越,而且行于肌表的水液也凝滞不流,由于阳郁而水滞,则脉由紧变缓,并可出现周身沉重或兼见疼痛,或四肢酸沉,难于抬举,或四肢关节肿痛等证,此时亦可用大青龙汤以发泄其水邪,使从汗出而解。《伤寒论》中所述"伤寒,脉浮缓,身不疼但重",以及用"大青龙汤发之",都是针对饮邪而言的。

3) 葛根汤证

太阳病经证,若由风邪所中,使太阳经脉不利,见"项背强几几,反汗出恶风"等证候,属太阳表虚兼经输不利证,当用桂枝加葛根汤治疗;若被寒邪所伤,见"项背强几几,无汗恶风"等证,属太阳表实兼经输不利证,应以葛根汤治疗。同为"太阳病,项背强几几",但有中于风、伤于寒的表虚、表实之不同,其鉴别要点在于有汗与无汗。

伤于寒邪,寒性凝滞收敛,故无汗;太阳经气不利,津液不能上输,筋脉失于濡养,故项背拘紧而不舒。葛根汤不仅能发汗解表以散寒,而且能升津液以舒筋脉。

葛根汤由葛根、麻黄、桂枝、生姜、炙甘草、芍药、大枣组成。方用葛根,既能解肌表之邪,又能升津液,濡养筋脉,以缓项背之拘紧;麻黄、桂枝、生姜辛温散寒,可发汗解表;芍药佐葛根,可利血脉以缓筋急;甘草、大枣和营卫而守中,也可制约麻、桂之辛散。

病案举例:

封姓缝匠,病恶寒,遍身无汗,循背脊之筋骨疼痛不能转侧,脉浮紧。余诊之曰:此外邪袭于皮毛,故恶寒无汗。况脉浮紧,证属麻黄,而项背强痛,因邪气已侵及背输经络,比之麻黄证更进一层,宜治以葛根汤。

葛根五钱,麻黄三钱,桂枝二钱,白芍三钱,甘草二钱,生姜四片,红枣四枚。

方意系借葛根之升提,达水液至皮肤,更佐麻黄之力,推运至毛孔之外。两解肌表,虽与桂枝二麻黄一汤同意,而用却不同。服后顷刻,觉背内微热,再服,背汗遂出,次及周身,安睡一宵,病遂告差。(《经方实验录·葛根汤证其一》)

3. 辨麻桂越婢合方的小汗证

太阳病经证,前面已经介绍了属于中风表虚的桂枝汤证,属于伤寒表实的麻黄汤证。但还有一部分太阳经表证,或因迁延日久,或因已服发汗解表药物,大邪虽去而小邪仍在,此时既不能单用麻黄汤,也不能独用桂枝汤;根据病情,张仲景在《伤寒论》中又另设桂枝麻黄各半汤、桂枝二麻黄一汤、桂枝二越婢一汤等三个小汗法,以补桂枝汤、麻黄汤等治疗的不足。

(1)桂枝麻黄各半汤证

太阳病表证不解,延迟八九日之久,当考虑有传经入里的可能。但判断是否已传经,则必须以客观脉证为依据。现患者不呕,说明未传入少阳;大便正常而不燥结,即"清便欲自可",说明也没有内传入阳明;发热恶寒同时并见,说明病邪更没有内传三阴,仍在表。邪在表,正气与之斗争,正有胜负,邪有进退,故时凉时热,寒热休作,像发疟疾一样一日发作二三次。如果寒热不等,表现为发热时间多、怕冷时间少,即所谓"热多寒少",切其脉不紧不数,呈微缓脉象,说明在正邪斗争过程中正胜邪却,是疾病自愈的征象,可不用治疗;若其人恶寒多发热少,脉微而不兼和缓之象,说明这个患者阴阳气血俱虚,正气衰不能胜邪,这种情况非但不可发汗,就是吐、下也在所禁忌;若其人脉不缓不微而见浮象,面色正赤带有发热的表现,说明有小邪在表留恋不解,以致阳郁不得宣泄,汗欲出而不得出,邪郁肌表不得发散,故皮肤必发痒,治宜桂枝麻黄各半汤发小汗。

桂枝麻黄各半汤是桂枝汤与麻黄汤的合方,其药有桂枝、芍药、生姜、炙甘草、大枣、麻黄、杏仁。由于本证小邪在表,稽留日久,又不得小汗出,故见脉浮、发热、身痒等证。古人认为"痒为泄风",也就是说痒是风邪外泄的一种表现,故此证当因势利导,"汗而发之"。然邪气不甚,如用麻黄汤发汗,则嫌其峻烈;用桂枝汤发汗,则又嫌其太缓。此证既不可不汗,又不可多汗,故取桂枝汤与麻黄汤各三分之一的剂量,合和服之,发一点小汗,就可以把病治好。

(2)桂枝二麻黄一汤证

凡服桂枝汤发汗,应以"微似有汗者益佳",如果发汗太多,不仅病不除,而且还会变生他病。如服桂枝汤发汗后,病人脉洪大,是阳明热象,但不见烦渴的里热证,说明邪仍在表,故可再服桂枝汤发汗解表。切不可因脉洪大过早服用白虎汤,用则将有冰伏邪气,反不得外解之患。若服桂枝汤大汗后,证见发热、恶寒,病形如疟,一日发作二三次,说明虽经汗后,但仍有小邪郁于肌表不解,当须发汗以解表。由于已经发过汗,故不宜发汗太多,用桂枝二麻黄一汤,取桂枝汤剂量的十二分之五、麻黄汤剂量的九分之二,合而服之,使汗出不致过多。

(3)桂枝二越婢一汤证

桂枝二越婢一汤证是表不解、阳郁而有化热趋势的一种证候,故与上述两个方证有所不同。

太阳病表邪不解,正邪斗争,故发热恶寒;阳气被郁将化热,故发热多恶寒少,脉由浮紧变为微弱。此证虽然从太阳伤寒而来,但由于证情有变,不宜再用麻黄汤;又因表有小邪,但已有阳郁化热趋势,故桂麻各半汤与桂二麻一汤也不能解决问题,当用桂枝二越婢一汤小发汗,以宣解阳郁之邪。

桂枝二越婢一汤是桂枝汤与越婢汤的合方,由桂枝、芍药、炙甘草、生姜、大枣、麻黄、生石膏组成。此方从药味组成及功能来看,可以说和大青龙汤接近,但大青龙汤证重,本汤证为轻;大青龙汤治不汗出而烦躁,本汤治热多寒少而脉不紧。本证既需发汗又不能大汗,既要发越郁热又不能过于寒凉,故方剂的用量只取桂枝汤二分(相当于四分之一)、越婢汤一分(相当于八分之一),小制其剂,发小汗以解郁热。

桂枝麻黄各半汤、桂枝二麻黄一汤与桂枝二越婢一汤这三个方子,都有发小汗以解在表之小邪的作用,这是它们的共性,但也有不同之处。尤怡在《伤寒贯珠集》一书中曾合论三方并一一作了比较,可供参考。他说:"桂枝麻黄各半汤、桂枝二麻黄一汤、桂枝二越婢一汤,三方并两方合用,乃古之所谓复方也。细审其制,桂枝麻黄各半汤,助正之力,侔于散邪;桂枝二麻黄一汤,则助正之力多,而散邪之力少,于法为较和矣;其桂枝二越婢一汤,本无热证而加石膏者,以其人无阳,津液不足,不胜桂枝之任,故加甘寒于内,少变辛温之性,且滋津液之用。而其方制之小,示微发于不发之中,则三方如一方也。故桂枝汤不特发散邪气,亦能补助正气,以其方甘酸辛合用,具生阳化阴之妙;与麻黄合剂,则能尽麻黄之力,而并去其悍;与石膏同用,则能资石膏之益,而不挠乎权。是虽麻、石并行,而实以桂枝为主,盖非滋养营卫,则无以为发汗散邪之地耳。凡正气不足,邪气亦微,而仍须得汗而解者,宜于此三方取则焉。"

(三)辨不可发汗证

汗法是解表法。太阳病表不解,必须发汗,即"其在皮者,汗而发之"。上面介绍的表实无汗用麻黄汤,表虚有汗用桂枝汤,表实挟热的用大青龙汤,表实挟寒饮的用小青龙汤,都属于汗法。而表有小邪,日久留恋不解,或发热身痒,或寒热如疟,或热多寒少,也应再汗,但不能大发汗,可选用桂麻合方与桂枝越婢合方,属于小汗法。至于邪客经输,项背强几几而有汗的用桂枝加葛根汤,无汗的用葛根汤,无疑也属于汗法之列。可见《伤寒论》中有关发汗以解除表邪的方法是相当全面详尽的。但是,我们应该认识到,人体在疾病过程中之所以能够发汗以驱除外邪,绝不单纯是药物的力量。不管是生理性的还是病理性的出汗,都是阳气作用于阴液的结果。《素问·阴阳别论》所说"阳加于阴谓之汗",就指出了汗是阳气蒸化津液,出于体表所形成。因此,如果患者阴阳气血不足,特别是津液亏少,就必定缺乏汗源,以致难得汗出;若此时不顾正气之虚,汗源不足,强行发汗,不仅病不会好,而且会发生种种坏病。所以,从这个意义上讲,辨不可发汗与辨可发汗具有同等重要的意义,实不可忽视。

辨不可发汗是《伤寒论》,特别是太阳病篇的重要辨证内容之一。《伤寒论》说:"脉浮紧者,法当身疼痛,宜以汗解之。假令尺中迟者,不可发汗。何以知然?以荣气不足,血少故也。"就简明地提出了辨可汗与不可汗的依据,以及为什么不可发汗的道理。脉浮紧,是寒邪束表,营卫之气凝涩不利,见无汗、身疼痛,应该用麻黄汤发汗以解表;若虽见身疼无汗,但脉不浮紧而尺脉反迟,或沉、或微,说明患者里虚,荣血不足,汗源不充,就不能再用麻黄汤发汗。"尺中迟",即尺脉见迟象,是"荣气不足,血少"的反映。因血汗同源,夺血者无汗,强发其汗则必更伤营血,故曰"不可发汗"。

举《伤寒九十论·麻黄汤证第四》中凭脉辨不可发汗的病例,供参考:

"乡人邱忠臣,寓毗陵荐福寺,病伤寒。予为诊视,其发热、头疼、烦渴,脉虽浮数无力,自尺以下不至。予曰:虽麻黄证而尺迟弱。仲景云:尺中迟者,营气不足,血气微少,未可发汗。予于建中汤加当归、黄芪,令饮之。翌日病者不耐,其家晓夜督发汗药,其言至不逊。予以乡人隐忍之,但以建中调理而已。

及六七日,尺脉方应,遂投以麻黄汤。啜第二服,狂言烦躁且闷,须臾稍定,已中汗矣,五日愈。"

"尺中迟者,不可发汗",只是《伤寒论》凭脉辨不可发汗的一个例证。根据"荣气不足,血少故也"的禁汗道理,可以推论,凡见细或微的脉象,均不应发汗。因为微主阳虚,细主血弱,气血虚弱,自然不能再汗。下面再说一说审证而辨不可发汗的几种情况。

"咽喉干燥者,不可发汗。"咽喉是一个重要的门户和通道,有许多经脉从这里通过,特别是有少阴经脉从这里通过,并载阴精以濡润。咽喉干燥不润,反映了少阴心肾精血皆虚,阴液不足之象。这种情况即使出现麻黄汤证,也不可发汗。若误用发汗法,则阴液益枯,邪未解而正先亡,其后果不堪设想。

"淋家,不可发汗,发汗必便血。"淋,是指小便淋沥不尽,尿意频繁而量少,尿道涩痛的一种病证。初起多属湿热下注,久病即为淋家,多伤下焦之阴。此时若误发其汗,必导致阴津愈伤,火热愈炽,以致灼伤血络,迫血妄行而发生尿血的坏证。

"疮家,虽身疼痛,不可发汗,汗出则痉。"久患疮疡的人,叫做"疮家"。由于长期流脓淌血,导致气虚血少,营卫衰薄。虽患有身疼痛的表证,也不得发汗。若更发汗,则津液外泄,气血更伤,筋脉失养,可能发生肢体强直、拘挛,甚至牙关紧闭、角弓反张的痉病。

"衄家,不可发汗,汗出必额上陷,脉急紧,直视不能眴,不得眠。"平素常衄血的人,虽患表证,也不可发汗。因为久衄之人,阴血必伤;汗与血同源,更发汗则血益伤。阴血亏虚,经脉、目睛、心神失其濡润滋养,故额上皮肉塌陷,血脉急紧而不柔,目直视而睛不转,神志不宁而不得卧寐。

上述疮家与衄家禁汗的主要原因是阴血已伤,不能再发血虚之汗。由此可知,无论什么原因造成的失血,以致发生亡血病变的患者,均不能再发汗,故《伤寒论》说"亡血家,不可发汗"。若不顾阴血的亏虚更发其汗,不但邪不去反而更会虚其虚,使血亡及气,阴虚及阳,肌肤、筋脉失去温煦与濡养,发生身寒、振栗的证候。

禁汗,不仅限于亡血之人,就是经常好出汗的人也要禁汗。经常出汗的人,又称"汗家"。这种人多因卫阳不固,而汗出不止;汗出既久,又可伤津耗液。"汗为心液","夺血者无汗"。若更发其汗,则心之阴阳气血更虚。心气虚,心无所主,故发生恍惚心乱而不能安宁的证候;阴液伤,则出现小便后尿道疼痛的症状。对此,《伤寒论》提出可用禹余粮丸治疗。由于这个方是个阙方,故将《甦生的镜》补禹余粮丸方录下来以供参考:禹余粮、龙骨、牡蛎、铅丹、茯苓、人参。研成末,粳米为丸,朱砂为衣,如绿豆大,空心麻沸汤送下。

最后,还有一种情况也不能发汗,那就是里有虚寒的患者,虽外见表证,也不得发汗。里有虚寒,即阳虚有寒。若更发汗,阳气愈虚,阳虚不能温中,则胃肠冷甚。如果患者素有蛔虫,蛔虫因里寒而上窜,可发生吐蛔的证候;若患者无蛔虫寄生,则可发生虚寒性呕逆,吐出不消化的饮食物。属于中阳不振的虚寒吐蛔,实践证明,用理中汤加乌梅、蜀椒治疗有效。

以上所列举的咽、淋、疮、衄、血、汗、寒等七种证候,虽有病在上、病在下、病在肌表、病在内脏的不同,但从其不可发汗来讲,它们都有正气不足的特点。凡正气虚损的患者,不管是阴虚、阳虚,还是气虚、血虚,即使有表证存在,也不能发汗。因为发汗是为了祛邪,发汗祛邪还必须依赖正气的作用,故发汗应以祛邪而不伤正为基本出发点。若不当发汗而强发汗,则必更伤正气,正气不足也就无力拒邪外出,因而也就达不到发汗以解表的目的。由此看来,以上介绍的不可发汗之例,也正是为可汗而设;在可汗与不可汗之中,体现了辨证的观点。

(四)辨传经与不传经

任何病证都不是静止不变的,六经病证也是如此。掌握六经病证的发展变化规律,了解它的来龙去脉,也就是辨别传经与不传经,这对指导治疗和判断疾病的预后有重要意义。六经病证传与不传取决于三个因素:正气抗邪力量的强弱,邪气轻重及其伤人程度,治疗和护理是否及时得当。这些已在概论中讲了,就不再重复。

辨传经与不传经,要以客观脉证作为判断的依据,不能拘于发病的时间长短。如伤寒病第一日,多是太阳先受邪。太阳受邪,即为太阳病,应见脉浮、头项强痛而恶寒。一天的病程是很短的,但不能排除病情有变,应该密切观察脉证的变化。如果太阳病的浮脉不变,说明病变仍在太阳之表,没有传入他经,此即"脉若静者,为不传";若病人的脉证发生了变化,出现了想吐、烦躁不安、脉数急的证候,反映了阳热太盛,邪气有余,是要传经的征象。所以,《伤寒论》说:"颇欲吐,若躁烦,脉数急者,为传也。""伤寒一日",病程短,可能传经也可能不传经;那么病程长了,是不是就一定要传经了呢? 《伤寒论》告诉我们:"伤寒二三日,阳明少阳证不见者,为不传也。"就是说,得伤寒病二三日,本有传变的可能,但如果不见烦热口渴等阳明证,和往来寒热、胸胁苦满等少阳证,说明病情没有变化,病变仍在太阳,没有传到别的经,此时仍应从太阳病的治法以解表发汗。

太阳病不仅有传经与不传经的可能,而且还有经尽自愈的情况。《伤寒论》根据《素问·热论》记载的"七日巨阳病衰,头痛少愈",提出"太阳病,头痛至七日以上自愈者,以行其经尽故也"。七日是经气来复之期。太阳病至七日以上,头痛等表证不治自愈,说明因时日的推移,正气日渐恢复,太阳之气旺而有力驱邪外出。所谓"行其经尽",是指太阳一经行尽,并不是历传诸经。经尽则复,太阳行其经尽,则太阳之气必将来复,因而也就产生可愈的机转。如果经尽不愈,则有传经的可能。表不解,卫阳郁闭化热入里,即可内传阳明。为了防止太阳到阳明的传变,可先针刺足阳明经穴,"使经不传则愈"。根据前人经验,足阳明经穴可选足三里和冲阳。针足三里有增强阳明抗邪能力的作用,刺冲阳可以取得迎泻传入阳明之邪的效果。这种未雨绸缪的治法,具有"治未病"的积极意义。

(五)辨太阳腑证并治

经脉与脏腑相连,阳经系腑,阴经系脏。太阳经为三阳经之一,内系太阳之腑。太阳在经之邪不解,可随经入腑,形成太阳病腑证。若随经之邪影响膀胱气化功能,形成太阳蓄水证;随经之邪与血相结,便形成太阳蓄血证。

1. 太阳蓄水证治

太阳蓄水证常可由经证传变而来。太阳病表证不解,或虽经发汗,但汗不得法,均可导致太阳之邪随经入里。在经之邪虽已入腑,但太阳经表之证并未尽解,从而形成了"有表里证"的特点。脉浮、发热、汗出,反映了太阳经邪尚未全解,表证仍在;烦渴欲饮,或饮水则吐,小便不利,反映了太阳之腑受邪,病已由表及里。太阳膀胱为水府,主藏津液,赖气化功能,既可使水蒸腾于上,又可使水排泄于下而为尿。太阳之腑受邪,影响了膀胱气化功能,气化不利,水津不能上承以和阳,故见烦渴欲饮;饮水又不能消,水逆于胃,故水入则吐,成为"水逆"证;水蓄膀胱,不能正常排泄于外,所以小便不利。

此证发热、汗出而烦渴能饮,与阳明病的白虎汤证很相似,然而白虎汤证必口燥舌焦而小便自调,本证则舌苔水滑而小便不利。两证比较,迥然有异,当细心辨识。太阳腑证蓄水,表里经腑同病,用五苓散两解表里。

五苓散由猪苓、泽泻、白术、茯苓、桂枝组成。方用猪苓、茯苓、泽泻淡渗以利水;白术助脾气,以使水津四布而不聚;桂枝辛温,既能解肌表之邪,又能通阳化气以行水。药用米汤和服,与服桂枝汤要喝粥的意义一样;并多饮热水,可助药力以发汗解表,化气行水,故《伤寒论》说"汗出愈"。

五苓散原剂型为细末状的散剂。"散者,散也",取其迅速发散的作用,但临床上也可用汤剂或丸剂。因本方作用重点在于化气行水,通利小便,故凡膀胱气化失常,水饮内停而见小便不利者,均可酌情使用,即使没有表证也可以用。

2. 太阳蓄血证治

太阳在经之邪,下入于腑,热与血结,形成太阳蓄血证。对于蓄血的部位,《伤寒论》提出"热结膀胱""热在下焦"。后世注家又提出许多不同看法。舒驰远根据蓄血的脉证表现和小肠属太阳之说,认为蓄血部位应在小肠,似乎有一定道理。

蓄血有新久之分,热与瘀的程度也有轻重之别。下面就瘀血初结、瘀血已成和瘀血轻证作一些介绍。

(1)瘀血初结证治

太阳病不解,在表之郁热随经入里与血相结,从而形成太阳蓄血初结的证候。因热与血结在下焦,其证属实,故少腹拘急,甚至硬痛拒按。太阳与少阴为表里,少阴心主血而藏神,太阳热与血结,浊热上扰少阴,心神不宁,故见烦躁,但未达到狂乱的程度,所以谓之"其人如狂"。

由于此证热与血初结,血结不坚而热气有余,故存在"血自下,下者愈"的机转。如果不能自下而愈,就当用攻逐的方法治疗。但若表证未全解除,还不能马上攻逐瘀血,应该先行解表,待表解后,再用桃核承气汤攻逐瘀血。

桃核承气汤由桃仁、大黄、桂枝、炙甘草、芒硝组成。方中大黄、芒硝泻热,软坚,破结;桃仁破瘀生新,协同硝、黄攻逐瘀血;桂枝通阳行气,以利血脉;甘草调胃和中以护正。本方内含调胃承气汤,服后有泻利作用,使瘀热从大便出,故方后注"当微利"。

病案举例:

李某,年二十余。先患外感,诸医杂治,证屡变,医者却走。其父不远数十里踵门求诊。审视面色微黄,少腹满胀,身无寒热,坐片刻即怒目注人,手拳紧握伸张,如欲击人状,有顷即止,嗣复如初。脉沉涩,舌苔黄暗,底面露鲜红色。

诊毕,主人促疏方,并询病因。答曰:病已入血分,前医但知用气分药,宜其不效。《内经》云:"血在上善忘,血在下如狂。"此证即《伤寒论》"热结膀胱,其人如狂也"。当用桃核承气汤,即疏方授之。

一剂知,二剂已。嗣以逍遥散加丹、栀、生地调理而安。(《邴园医案》卷上)

---

(2)瘀血已成证治

太阳病六七日,为表邪入里之期。若表证仍在,脉应见浮;今脉微而沉,说明邪已去表入里。沉脉主里,微有滞涩之象主气血壅滞。邪内陷入里,但又"反不结胸",说明病位不在上中二焦,又非与痰水互结,而是太阳之邪随经入于下焦,与血相结成为蓄血证。《伤寒论》中以自注句的形式概括了这个证候的病机,即"以太阳随经,瘀热在里故也"。瘀与热结于下焦,故少腹硬满;心神被瘀热所扰,以致发狂不识人;是瘀血,而非蓄水,故小便自利。因本证属瘀血久结,故见少腹硬满、发狂等证,较初结之证重。治疗用抵当汤,破瘀泄热。

抵当汤由水蛭(炒)、虻虫(去翅足,炒)、桃仁(去皮尖)、酒洗大黄组成。方中水蛭、虻虫为虫类破血药,性峻猛,善破瘀积恶血;佐桃仁、大黄活血化瘀,推陈致新,清泄血热。因本方破坚荡结,力大功专,故取名"抵当"。

《续名医类案·热病》记载一病例:

张意田治角江焦姓人,七月间患壮热,舌赤,少腹满闷,小便自利,目赤发狂,已三十余日。初服解散,继则攻下,俱得微汗,而病终不解。诊之脉至沉微,重按疾急。夫表症仍在,脉反沉微者,邪陷入于阴也;重按急疾者,阴不胜其阳,则脉流转疾,并乃狂矣。此随经瘀血结于少阴也,宜服抵当汤。乃自为制虻虫、水蛭,加桃仁、大黄煎服。

服后下血无算。随用熟地一味捣烂煎汁,时时饮之,以救阴液。候其通畅,用人参、附子、炙草,渐渐服之,以固真元。共服熟地二斤余,人参半斤,附子四两,渐得平复。

笔者按蓄血证治法则,用抵当汤治疗精神病,取得了满意疗效。附录病例于后,供参考。

王某,女,19岁。患精神分裂症,住某精神病医院,治疗一年,病愈出院。回家后,精神正常,能料理家务,邻居及亲朋都认为她的病已愈。出院后三个月,发现月事不至,少腹胀痛,心神烦躁,其母亦未介意。又延迟两个月,则旧病复发,开始骂人甚凶,继之则殴打父母,两目发直,脉沉迟有力,舌质紫暗。

辨为蓄血发狂,授以抵当汤。两剂而月事来潮,下瘀块甚多,病随之而愈。

(3)瘀血轻证并治

伤寒不解,身有热而少腹满,说明病不在表,已入下焦之里。病入下焦有太阳蓄水与太阳蓄血之分,若少腹满而见小便不利的属蓄水;而今少腹满,小便"反利者",说明是血瘀下焦,即如《伤寒论》所说"为有血也"。本证只见少腹满,没有急结、硬痛之象,也没有如狂、发狂的证候,故与前证比较,则属于蓄血之轻证,因而不能再用峻猛攻下的汤剂,而应用抵当丸下瘀血,缓缓图之。

抵当丸与抵当汤的药味组成相同,只是减少了水蛭、虻虫的用量,加重了桃仁用量,使其攻逐瘀血的作用比抵当汤缓和。且本方用丸剂,丸者缓也;又一剂分做四丸,每次只服一丸,用量很少,其攻逐力也就更缓。以汤改丸,可连渣服,其药力作用的时间绵长,从而使瘀结荡涤无遗。

以上介绍了太阳腑证,对太阳经证来讲属太阳之里。太阳腑证的成因,可由太阳经证不解,病邪随经入里所致。随经入里之邪与水相结者,为蓄水;随经入里之邪与血相结,即"瘀热在里"的,则为蓄血。少腹急结或硬满,是太阳腑证的共同证。若是水蓄膀胱,气化失职,故见口渴、小便不利;若为血结下焦,浊热扰心,但无碍膀胱气化的,则见如狂、发狂而小便自利。可见,小便之利与不利,对于辨太阳腑证之蓄血或者蓄水有着极为重要的意义。

(六)虚烦证治与治疗禁忌

太阳病经发汗吐下后,余热不解,内陷胸膈而致烦,称为"虚烦"。"虚"是指汗吐下后,伤了正气,正欲胜邪而不能,使邪气内陷有可乘之机;另一方面,邪热虽内陷胸膈,但未与痰、水等实邪结聚。因此,不能简单地把虚烦理解为正气虚而致烦的证候。

虚烦证用栀子豉汤治疗,故虚烦证又叫"栀子豉汤证"。下面就通过讲解栀子豉汤证、栀子豉汤加减证和栀子豉汤禁忌证,来介绍有关虚烦的证治与禁忌。

1. 栀子豉汤证

按治疗法则规定,邪在表宜汗,在胸当吐,在腹应下。汗、吐、下法均为邪实而设。若经汗、吐、下后,而见心烦不得眠,说明实邪虽去而余热不解,蕴郁于胸中。这种证候发作严重时,可使人反复颠倒,不得卧寐,心中懊侬,烦闷特甚而无可奈何。因为胸中郁热而致烦,故治以栀子豉汤,宣透胸中郁热而除烦。

栀子豉汤仅由栀子、豆豉两味药组成。栀子苦寒,善清心胸烦热以解火郁;豆豉味苦,能升散邪热之结。两药相须,一宣一降,宣泄火郁而除烦。

虚烦证由于邪热蕴郁心胸不解,更见心胸窒塞、郁闷甚或疼痛等证的,均可用栀子豉汤治疗。

2. 栀子豉汤加减证

虚烦有兼挟证时,当加减化裁栀子豉汤进行治疗,故栀子豉汤的加减证就是虚烦的兼挟证。在栀子豉汤证,即虚烦证的基础上兼见少气的,则在栀子豉汤中加炙甘草以益气;兼呕吐的,则加生姜以降逆止呕;兼腹满的,则去豆豉,加厚朴、枳实以理气消满。若用巴豆制成的丸药峻下之后,而见身热、微烦,说明表里之热虽微,但中焦阳气已受挫,当用栀子干姜汤治疗。栀子干姜汤即栀子豉汤去豆豉、加干姜,既能清胸中之热,又能温中焦之阳。

3. 栀子豉汤禁忌证

栀子豉汤苦寒走泄,易伤阳气,故《伤寒论》中特别提出“凡用栀子汤,病人旧微溏者,不可与服之”。“病人旧微溏”,是指平素大便总是溏泄的患者,多属脾气虚寒,服栀子豉汤后更伤阳气,故不宜服用。

栀子豉汤在原煎服法中有“得吐者,止后服”的说法。其实,栀子豉汤并非涌吐之剂,故多数患者服后并不会致吐;但也有个别人服药后作吐的,这是因为胸脘火热蕴郁太甚,得药力与之相搏,郁极乃发而上逆作吐,故这时的吐是郁开热解而致愈的一种机转。

笔者曾治一患者王某,男,28岁。数日来,心中烦郁,懊忱难眠,低头不语,家人靠近则挥手斥去。舌红脉数,然大便不结,辨为虚烦之证,服栀子豉汤。当日晚,笔者刚睡不久,即闻有人叩门甚急,出去看,原来是患者之弟。言其兄服药不久,突然呕吐,满头大汗,一家人惶惑不解,让笔者速往诊视。到了他家,患者却已熟睡,次日其病即愈。

此例说明服栀子豉汤确有吐者,这种吐可以看做是郁开热解的一种反映。遇此情况,当不必惊慌。

(七)结胸证治

结胸主要是邪热与痰水互结的一种病证,其病变部位可上至胸中,下及少腹,病变性质属热实者居多。此外,亦有寒痰内结的,则属寒实结胸。

结胸证有因于太阳病误下,以致表热内陷与水饮结聚而成,如《伤寒论》所说"病发于阳而反下之,热入因作结胸……所以成结胸者,以下之太早故也";也有虽未经误下,但太阳病不解,邪热内传入里与水饮互结而致的。

根据病位大小、病情轻重以及寒热性质的不同,结胸可分为大结胸、小结胸以及寒实结胸等证候。下面就分别介绍结胸证的几个主要方证。

1. 大陷胸丸证

结胸有大小之分,邪气结聚的部位有上下之别。大陷胸丸证属水热互结的大结胸证,其邪结聚的部位偏于上。其证除见胸中结硬或疼痛外,并见汗出、项背强急、俯仰困难等证候。此即《伤寒论》所说:"结胸者,项亦强,如柔痉状。"柔痉,是痉病的一种。痉病,是以项背强急、口噤,或角弓反张为主要临床表现的一种病证。其中无汗者为刚痉,有汗者为柔痉。水热胶结,势甚于上,以致汗出、项强,能仰不能俯,俯仰艰难如柔痉状,当用大陷胸丸缓下在上之水热。水热去则项背强急得以缓解,故《伤寒论》说"下之则和"。

大陷胸丸由大黄、葶苈子(炒)、芒硝、杏仁(炒黑)、甘遂、白蜜组成。方用大黄、芒硝泄热破结;甘遂为泻水之峻药,可泻下使水下行;葶苈子、杏仁利肺以清泄胸间水热;恐药力太强,泻下迅暴,难以扫尽在上之邪,故制以白蜜之甘缓,且能滋润强急。又,本方小制其剂而为丸,只"取如弹丸一枚",是峻下制之以缓,以攻为和的方法。

本证有汗出、项强,与桂枝加葛根汤证的项背强几几、反汗出恶风很相似,但病因不同。本证是水热结胸,故当见胸中结硬或疼痛,病势偏于上,影响颈项不和而强急;桂枝加葛根汤证则是太阳中风表虚而经输不利,故见汗出、项背强几几。二者的病因、证候不同,治法各异,临证时应仔细辨认。

2. 大陷胸汤证

大陷胸汤证是水热互结所致的大结胸的典型证候。所谓大结胸,一是指水热互结之势重;二是指水热结聚的范围大,不仅局限在胸间和胃脘部位,表现为"心下痛,按之石鞕",更有甚者可扩大到"从心下至少腹,硬满而痛不可近"。"从心下至少腹",说明了病变部位之大;按之像石块一样硬,以及硬满而痛,不敢用手触摸,又说明了病势之重。大结胸的脉象多见沉紧,沉主里主水,紧主实主痛。沉紧脉也是水热结聚成实而致痛的一种反映。

若大结胸证,由"太阳病,重发汗而复下之",以致津伤邪陷,则还会兼见大便燥结,数日不下,舌燥少津,口渴,午后三五点钟的时候发热(即日晡潮热)等阳明腑实证。

大陷胸汤是泻下水热之峻剂,也是治疗大结胸证的主方,由大黄、芒硝、甘遂组成。大黄、芒硝、甘遂三药互相配合,可破结泄热逐水。其用药量较大陷胸丸为大,且用汤剂,取其速攻力猛。由于本方为泻下之峻剂,故方后注以"得快利,止后服",以防损伤正气。从大陷胸汤、丸的制剂及用法看,甘遂均用散剂,不用煎剂,说明古人已知其有效成分不溶于水,煎剂效力差。药理研究证明,甘遂泻下的有效成分是一种黄色树脂状物质,不溶于水。

近年来,中西医结合治疗急腹症,如用大陷胸汤加厚朴治疗重症肠梗阻、肠腔积液较多,而且对腹膜刺激征的患者,也有一定疗效。

3. 小陷胸汤证

小陷胸汤是治疗小结胸证的主方。小结胸,是痰与热互结,其病位正在心下(即胃脘),上不及项背,下不及少腹;疼痛较轻,按之则痛,脉象多见浮滑。《伤寒论》所说"正在心下,按之则痛,脉浮滑",就概括了小结胸的脉证特点,并以此与大结胸"从心下至少腹,硬满而痛不可近""脉沉而紧"加以鉴别。大结胸是水热结聚深在胸腹,故脉沉紧;小结胸是痰热结于心下,部位表浅,故脉浮滑。大结胸虽也有心下痛,但不按亦痛,自与小结胸的"正在心下,按之则痛"不同。

小陷胸汤由黄连、半夏、瓜蒌实组成。方用黄连苦寒以泻心下热结,半夏辛降善涤心下痰饮,瓜蒌实甘寒滑润能清热除痰以开结。本方与大陷胸汤都由三味药组成。大陷胸汤用大黄,本方用黄连,同可泄热但有强弱之不同;大陷胸汤用甘遂,小陷胸汤用半夏,同有泻利痰水的作用,但有轻重之分;大陷胸汤用芒硝,小陷胸汤用瓜蒌,同为泻利邪结,但又有缓急的区别。所以名为大小,是因为病有大小、轻重、缓急的不同。

《伤寒总病论》有服小陷胸汤"微解下黄涎即愈"的说法,验之临床,确如所言。

> 孙某,女,54 岁。胃脘疼痛已有月余,痛处微见高起,按之则痛。西医怀疑是癌,建议做钡餐造影以便确诊。在未检查前,疼痛突然加重,找笔者诊视。察脉弦而滑,苔黄略腻,问其饮食尚可,大便虽通但不畅,小便色黄,心烦急躁。
>
> 综合分析可知,弦滑脉主痰饮;苔黄腻,反映痰与热瘀;心下高起,按之则痛,为痰热内结,脉络瘀滞于心下之证。
>
> 为疏:糖瓜蒌一枚(剪成条先煎),黄连 9 克,枳实 9 克,郁金 9 克,半夏 15 克。
>
> 服一剂痛减大半,再服一剂,大便泻下黄涎,胃脘痛止。

4. 三物白散证

大陷胸汤证与小陷胸汤证,即大结胸和小结胸,均属于热实结胸的范围。这里介绍的三物白散证则属寒实结胸。热实结胸当见发热、口渴、心烦、舌苔黄腻或黄燥等热证表现。寒实结胸则以"无热证"与热实结胸相鉴别。寒实结胸是因寒痰凝结所致。有病在膈上者,可见胸中硬痛;也有病在膈下的,当见心下硬痛,或从心下至腹部硬满而痛。由于寒痰凝结,腑气不通,故还常见大便秘结不下。本证治疗,可用三物白散以温散寒结,除痰逐水。

三物白散由桔梗、巴豆(去皮心,炒黑研细)、贝母组成。因本方用散剂,故取名三物白散。方用桔梗、贝母开胸中结滞以消痰;巴豆辛热,攻寒逐水以破结。因巴豆为烈性泻下药,服之易伤胃气,故应"以白饮和服"。服本方后一般均可泻利,这是寒实邪气排出的正常反应。若不利,可进热粥一杯,以助药力;而利下不止,则可进冷粥一杯以止泻。

5. 陷胸汤的禁忌与结胸证预后

大陷胸汤为泻下峻剂,非里实者不可轻投,故只有在太阳表证已解,脉沉紧,里结成实时,才能用其攻下。如果脉浮大,浮主表,大则为虚,反映表邪未解,里未成实,就不能用大陷胸汤攻下。若误用陷胸汤攻下,则必损伤正气,使里气受挫,在表未尽之邪即可乘虚内陷,形成邪盛正衰的危重证候,所以《伤寒论》提出:"结胸证,脉浮大者,不可下,下之即死。"

从大结胸的临床表现看,其病证无疑是属大证、重证。因此,只要里结成实而当下,则应放手急下,祛邪即所以安正,绝不能因循观望,坐失良机。若踟蹰不决,失去了泻下祛邪的机会,以致"结胸证悉具",也就是心下痛,按之石硬,不大便,舌燥而渴,日晡小有潮热,从心下至少腹硬满而痛不可近等诸证俱备,更见烦躁不宁,说明邪盛正衰,正不胜邪,真气散乱,此时再行攻下则正气不支,不行攻下则邪实不去,故其预后多不良。

结胸病证虽谓"结胸",实则病位在于胸膈脘腹,即心下或从心下至少腹,其病变特点是水与热互结。若属于"胁下水",即水饮结聚在胸胁部位则不属陷胸汤的治疗范围,应该用十枣汤治疗。十枣汤证与陷胸汤证有相似之处,故两证可作比较鉴别。如十枣汤证也有心下硬满堵塞感,但无按之痛或硬满而痛不可近的表现。其辨证要点在于"引胁下痛",即呼吸、咳嗽、变换体位时牵引胁肋作痛。由于水饮聚结胸胁,影响三焦气机不利,故还常兼见汗出、头痛、干呕、短气等证。脉见沉弦,舌苔水滑,与陷胸汤证的舌脉亦有所不同。

十枣汤证只是水饮为患,并无邪热,故不用泻热药,只取大戟、芫花、甘遂以攻逐水饮。又因用毒药峻下,恐伤害脾胃,有损正气,故用肥大枣10枚煎汤,送服药末。这样既可培补中土,扶正以制水,又可监制三药的毒性,取名"十枣汤"的意义也就在此。本方也用于治疗悬饮,"悬饮"即如《金匮要略·痰饮咳嗽病篇》所说:"饮后水流在胁下,咳唾引痛,谓之悬饮。"近代多用于治疗顽固性水肿以及胸水、腹水等。由于本方泻下力猛,故用时当慎重。

《经方实验录》有用十枣汤的病案,现附录于后:

张任夫,劳神父路仁兴里六号。初诊:二十四年四月四日。水气凌心则悸,积于胁下则胁下痛,冒于上膈则胸中胀,脉来双弦,证属饮家,兼之干呕短气,其为十枣汤证无疑。炙芫花五分,制甘遂五分,大戟五分。上研细末,分作两服。先用黑枣十枚煎烂,去渣,入药末,略煎和服。……

(八)心下痞证治

心下痞是胃脘部感觉堵塞不通的一种病证。其特点是外形看不出有何变化,或见心下突起,按之濡软不痛,但也有个别痛的,如《伤寒论》中所说"按之自濡""但满而不痛",显然与结胸证的"心下满而硬痛"有别。

对于痞证,《伤寒论》提出"病发于阴,而反下之,因作痞"和"脉浮而紧,而复下之,紧反入里,则作痞",说明本无实邪反下或本属太阳伤寒而误下,均可导致里气不和而邪陷,气机痞塞而成痞。心下即胃之上脘,地处中州,在胸之下,腹之上,为上下交界、气机升降的交通要道。气机上下升降失常,痞塞于中,必致心下痞。根据临床所见,饮食所伤,气郁不舒,以致脾胃不和,也是形成心下痞的主要原因之一。

从病机上讲,痞证主要是气机(气的升降流通)障碍,并非痰、水、食等有形物质的结聚,这与结胸证也是不同的,两者有虚实之分。

1. 半夏泻心汤证

半夏泻心汤证是心下痞满而挟有痰饮的一种证候。它的见证,在《伤寒论》中是为了与大陷胸汤证相比较而提出的,即"心下满而硬痛者,此为结胸也,大陷胸汤主之;但满而不痛者,此为痞……宜半夏泻心汤"。《金匮要略·呕吐哕下利病脉证治》篇则作了较为详细的描述:"呕而肠鸣,心下痞者,半夏泻心汤主之。"从两书所举之证并结合临床可以看出,心下痞满、呕恶、肠鸣下利或大便不调、脉弦滑、苔白腻等,是为半夏泻心汤的辨证要点。本证是由于脾胃不和,升降失序,中焦痞塞,寒热错杂,痰饮内生所致。胃气不降,则恶心呕吐;脾气不升,故肠鸣下利;气机痞塞于中,故心下痞满。用半夏泻心汤苦降辛开,和胃降逆,涤痰化饮。

半夏泻心汤也属和解剂之一。方由半夏、黄芩、黄连、干姜、人参、炙甘草、大枣组成。因气机升降不利,中焦痞塞,胃气不降而生热,故用芩、连之苦寒以降之;脾气不升而生寒泻利,故用干姜之辛热以温之;痰饮扰胃,上逆作吐,故用半夏化饮降逆以止呕;脾胃气弱,不能斡旋上下,故用参、草、枣以补之。本方清上温下,苦降辛开,蠲痰消痞,为治疗心下痞的主方。

介绍一个病例:

张某,男,36岁。素有酒癖,因病心下痞闷,时发呕吐,大便不成形、日三四行,多方治疗,不见功效。脉弦滑,舌苔白。此证为酒湿伤脾,升降失调,痰从中生。痰饮逆胃则呕吐,脾虚气陷则大便不调;中气不和,气机不利,故作心下痞。

拟方:半夏12克,干姜6克,黄芩6克,黄连6克,党参9克,炙甘草9克,大枣7枚。

服一剂,大便泻出白色黏涎甚多,呕吐遂减十分之七;再一剂,则痞、利俱减,又服两剂则病痊愈。

2. 生姜泻心汤证

生姜泻心汤证是心下痞满而挟有水气的证候。其主要脉证:心下痞硬,噫气带有食臭味,肠鸣有声,泻利,胁下阵痛,或见下肢浮肿,小便不利,脉沉或弦,舌苔水滑。本证和半夏泻心汤证在病机与证候上有相似之处,均属脾胃不和,升降失常,气机痞塞的病变,且心下痞是它们的共同见证。不同的是:半夏泻心汤证挟痰饮,生姜泻心汤证挟水气。本证由于脾虚不运,水邪流于胁下,或走于肠间,故见胁痛、肠鸣、下利;脾虚不能消谷,故见消化不良、干噫食臭等。

生姜泻心汤即半夏泻心汤另加生姜并大其用量,而减少干姜用量而成,从而加强了宣散水气的作用;若见小便不利,可加茯苓以淡渗利水。

病案举例:

潘某,女,49岁。心下痞塞,高起如拳,嗳气频作,呕吐酸苦水液,肠鸣辘辘,大便溏,饮食不思,日见疲惫。脉滑、按之无力,舌胖嫩,苔水滑,面虚浮而黄。触按其胃脘部,似有块物,但重按即无,抬手又起,中空无物,故属气痞。

拟方:生姜15克,干姜3克,黄连3克,黄芩6克,党参6克,炙甘草9克,半夏9克,茯苓18克,大枣7枚。

服二剂,则心下块物消退,饮食好转。照原方又进二剂,诸证皆除。为巩固疗效,又服二剂而痊愈。

3. 甘草泻心汤证

甘草泻心汤在《伤寒论》中用于治疗太阳表证几经误下,以致中虚邪陷,客气上逆而形成的心下痞证。"客气"是针对人身的主气即正气而言,也可以说就是内陷的邪气。凡表不解,均不可下,如误下,必损伤脾胃之气。脾胃气虚,水谷不化,则肠鸣下利日数十次;升降失常,气机不利而痞塞,寒热格拒而错杂于上下,故见"心下痞硬而满,干呕心烦不得安"。这种痞硬并非下后实热内结,而是外邪本微,攻下太峻,使胃虚邪陷,客气上逆所致。若再误把虚当成实治,复用攻下的方法,则必致胃气更虚,心下之痞更甚。

甘草泻心汤所用药物同于半夏泻心汤,唯重用炙甘草以扶下后之胃虚,除客气之逆,为强主弱客之法。《伤寒论》中甘草泻心汤本无人参,但《金匮要略》《千金方》《外台秘要》中均有人参,而且半夏泻心汤、生姜泻心汤中也都用人参,加之本方证属下后胃虚,益胃补虚当用人参,故在原方中加人参。

4. 大黄黄连泻心汤证

前三个泻心汤证,在一定程度上都具有上热下寒、寒热错杂的特点,而大黄黄连泻心汤证属于热气痞的证候。因于无形热邪结聚心下,故见心下痞,按之软而不硬;阳热邪气痞塞于中焦气分,故"其脉关上浮"。脉有寸、关、尺三部,可分候上、中、下三焦的病变。关脉浮,是中焦阳热盛的表现。本证虽无有形实邪结聚,但属热证,故当见心烦、尿赤、舌红苔黄,甚或脉数、吐衄等证。

大黄黄连泻心汤由大黄、黄连两味药组成。大黄、黄连苦寒以泻心胃之火热。因是气痞,无燥实邪气可泻,故药不用煎煮法,而用"麻沸汤"即滚开水渍泡取汁,意在取其气而薄其味,作用在于清热以消痞,不是泻下以去实。

曾治孙某,男,60岁。病鼻衄而心烦,心下痞满,小便色黄,大便不爽,舌苔黄,脉寸、关皆数。辨为心胃之火,上犯阳络,胃气有余,抟而成痞。

用大黄9克、黄连6克、黄芩6克。

以麻沸汤浸药,只饮一碗,其病应手而愈。

5. 附子泻心汤证

附子泻心汤证是热痞又兼表阳虚的证候。其临床表现在热痞见证的基础上,患者反见"恶寒汗出"之证。发热、恶风、汗出者,是太阳中风;今无热而恶寒汗出,是卫阳不足之象。卫阳即表阳,出于下焦,是肾中阳气所化生,达于体表即可"温分肉,充皮肤,肥腠理,司开合"。下焦阳虚,则卫阳化生不足,失去其温煦和固护肌表的功能,故见恶寒、汗出,治疗用附子泻心汤。

附子泻心汤的药物组成是大黄、黄连、黄芩、炮附子。方用大黄、黄连、黄芩苦寒泄热以消痞,附子温经扶阳。以麻沸汤浸三黄,而另煮附子取汁兑服,意在泄热轻、扶阳重。

《遁园医案》记载一病例:

宁乡学生某,肄业长群中学,得外感数月,屡变不愈。延诊时自云胸满,上身热而汗出,腰以下恶风,时夏历六月,以被围绕。取视前所服方,皆时俗清利、搔不着痒之品。舌苔淡黄,脉弦。与附子泻心汤。

旁有教员某骇问曰:附子与大黄同用出自先生心裁,抑仍古方乎? 余曰:此乃上热下寒症,时医不能知之,余遵张仲景古方治之,不必疑阻,保无他虞,如不信,试取《伤寒论》读之便知。旁又有人果取以来,请为指示,余即检出授阅,遂再三道歉而退。

阅二日复诊,云药完二剂,疾如失矣。为疏善后方而归。

6. 旋覆代赭汤证

旋覆代赭汤证是属胃虚挟饮,肝气上逆的心下痞证。伤寒发汗后,又误用吐、下,表证虽解,但胃气已虚,胃虚则肝气来乘,水谷不得运化而变生痰饮。痰气痞塞,故心下痞满;气逆不降,故嗳气频作,而痞仍不解,此即"噫气不除"。本证之脉多见弦滑,但按之却软。

旋覆代赭汤由旋覆花、代赭石、人参、生姜、半夏、炙甘草、大枣组成。旋覆花消痰下气散结,代赭石重镇降逆,二药配合使用,善能降气以治嗳呃;半夏、生姜辛温而开,可涤痰散饮而消心下痞硬;人参、甘草、大枣益气补中,使中气运则津液布,痰饮除则气道通,气机得利则痞噫自除。

用本方时,药物剂量当调配适当,否则会影响疗效。一次笔者带毕业生实习,某学生治一妇人,病心下痞而嗳气频作,断为痰气上逆,予旋覆代赭汤,服药不见效,因而请笔者为之诊治。笔者全面地检查了患者,断定该生诊断无误,用方也对,但为何不效? 细审其方,发现代赭石用了30克,生姜却只用3片。

笔者对这个学生说,问题就出在这里。因为痰气盘踞中焦成痞,

47

挟肝气上出于胃为嗳气，但方中不能重用生姜以散饮消痞，即不能奏克敌制胜之权；又重用代赭石重以镇逆，使药力直趋而下，不能协旋覆花以理肝气之逆。也就是说，方药虽对证，但药用剂量不称，所以无效。

遂改生姜为 15 克、代赭石为 6 克，再服果然见效。

以上介绍了"心下痞"的六个方证。掌握了这六个方证，虽不能概括全面，但也可以说抓住了主要内容。一般地讲，凡心下痞证，服泻心汤多能治愈。若服泻心汤，"痞不解"，并见烦渴、小便不利的，说明是因水饮内停，阻塞气机而成痞，故用泻心汤无效，应该用五苓散，使其小便通利则愈。

寒热上下错杂，气机痞塞于中而成心下痞，当用泻心汤，已如上述。若"伤寒胸中有热，胃中有邪气"，虽属上热下寒、寒热错杂，但不见心下痞，亦不能用泻心汤，应以黄连汤清上温下，平调寒热。"胸中有热"，即热在上，使胃气不降，故病人总想呕吐；"胃中有邪气"，即寒在下，使气血凝滞，脾气不升，故见腹痛，或下利。黄连汤内有黄连、炙甘草、干姜、桂枝、人参、半夏、大枣等七味药。方中黄连清胸中之热，干姜温脾胃之寒，桂枝宣通上下之阳气，半夏降逆止呕，人参、甘草、大枣益胃安中，使之有利于斡旋上下，调理寒热阴阳。

黄连汤与半夏泻心汤仅有一药之差，即半夏泻心汤去黄芩加桂枝，则成黄连汤。二方比较，黄连汤用桂枝，偏于温通，多用治上热下寒，阴阳不和，呕吐腹痛等证；半夏泻心汤有黄芩，偏于清热，常用治胃气不和，心下痞满，呕吐下利等证。柯韵伯说："此与泻心汤大同，而不名泻心者，以胸中素有之热，而非寒热相结于心下也。"徐灵胎又说："诸泻心之法，皆治心胃之间寒热不调，全属里症；此方以黄芩易桂枝，去泻心之名而曰黄连汤，乃表邪尚有一分未尽，胃中邪气尚当外达，故加桂枝一味以和表里。"这两位注家的意见，可供我们参考。

介绍一个病例：

徐州李某，呕吐而大便作痢，日三四行，里急后重，有红白黏液。病经一载，各处就医而病不愈。因事来京，经朋友介绍，让笔者为之诊治。脉弦而滑，按之无力，舌红而苔白，此乃寒热错杂之证。若只治其一，或以寒治热，或以热治寒，皆不能奏效。当寒热并用，仿黄连汤法。

拟方:黄连9克,干姜9克,桂枝9克,半夏9克,人参6克,炙甘草6克,大枣7枚。

前后共服六剂,一载之疾,从此而愈。

(九)辨太阳病变证治法

"变证"是指经过误治后,病情发生了变化,甚至被治坏了的病证。它的证候类型很多,虽然是从太阳病误治而来,但其病变却远远超出了太阳病的范围。因此,我们在这里另立一节加以讨论。

一般地说,凡属太阳病,无论中风或伤寒,也无论主证和兼证,均有它们各自的规律。而太阳病的变证就不同了,它的形成原因复杂,病情多变,出入于阴阳、表里、寒热、虚实之间,而不受六经传变规律的约束。正因为它跳出了六经传变的圈子,所以学习它,对于提高我们辨证论治的水平,以指导临床实践,就有着极其重要的意义。

太阳病变证,从《伤寒论》中所举的内容看,多来自于太阳病汗、吐、下等误治之后。虽然不能排除汗、吐、下诸法用不得当,均可导致病情变化而形成变证甚或坏病,但也不能拘泥一切变证都是从汗、吐、下误治而来,或断言汗后一定发生什么病变,吐后、下后又一定发生什么病变,而应该把汗、吐、下等误治看做引发变证的一个条件和转机。至于有关变证的辨证与治疗,则还要按照《伤寒论》所提出的"观其脉证,知犯何逆,随证治之"的原则,以客观脉证为依据,具体情况作具体分析,灵活对待,灵活处理。

1. 表里先后、标本缓急与调整阴阳的治疗法则

在介绍变证的具体内容之前,先讲一讲表里先后、标本缓急的治疗法则,这不但对变证的治疗有指导意义,而且也是防止发生误治的根本保证之一。

急则治标,缓则治本,是指导治疗的原则。凡表里同时俱病,按常规治法,应先解表,而后治里。但在具体运用时也不可拘泥,应视表里证候的缓急而决定治疗的先后。若表证急,本应先发汗以解表而反用下法以攻里,属治不得当,故《伤寒论》说"本发汗,而复下之,此为逆也";若先发汗,则为恰当的治法,故曰"治不为逆"。反之,里证急,表证缓,本应先下以治里,而反用汗法治表,也是不合适的;若先行以救里急,而后再汗,则

治不为逆。标本缓急的另一治法:患者既有下利清谷不止的少阴寒证,又有身体疼痛的太阳表证,如果拘于先表后里的治疗法则,应先发太阳之汗以解表;但下利清谷,阳虚阴盛,为本已虚,再发虚人之汗,必伐少阴之根。在这种情况下,既然少阴本证为急,太阳标病为缓,便当急以四逆汤(方见少阴病篇)先温其里;大便调和,里证已愈,而表仍不解,则当再用桂枝汤急救其表,以防表邪内传。所以,用桂枝汤而不用麻黄汤解表,是因本属里虚,正气方复,不当峻汗之故。再如,"病发热头痛"是太阳表证;表证当见浮脉而反见沉脉,说明兼有少阴之里虚,证属太阳、少阴的表里"两感"证,治疗当解表温经并施,用麻黄细辛附子汤(方见少阴病篇)。若服麻黄细辛附子汤表里兼治,病仍不愈,反映了少阴阳虚为甚,当急用四逆汤以温少阴之阳,不仅增强了太阳的抗邪能力,而且加强了解表的功能,即"扶正以祛邪"。

由于滥用汗、吐、下等治法,促使太阴病发生了变化,成为变证或坏病,则应"观其脉证,知犯何逆,随证治之"。这是处理误治变证的一条总则。但也有一些治坏了的病证,由于患病机体存在着一定的抵抗外邪和自然修复的能力,亦可不治自愈。《伤寒论》说:"凡病,若发汗,若吐,若下,若亡血,亡津液,阴阳自和者,必自愈。"讲的就是这种情况。"凡病"泛指一切疾病。若用汗、吐、下等法以祛邪,是针对有余之病。若亡血、亡津液,是针对不足之证。为此,虚证也好,实证也好,不管是什么样的疾病,就其最基本的病理变化来说,均属阴阳的偏盛偏衰,即阴阳失调。若通过患病机体本身的能动作用,使阴阳得以调整而达到自和,病就可以自愈;若不能自愈,就需借助各种治疗方法来调整阴阳。但不管用什么方法治疗,实际上都属外界条件,只有通过内因,即促使患病机体的阴阳协调和合,才能达到治疗目的。为了进一步说明这个道理,《伤寒论》还举了汗、下而致亡津液,不治自愈的例证:"大下之后,复发汗,小便不利者,亡津液故也,勿治之,得小便利,必自愈。"下后复汗,伤了机体津液,发生一时性的小便不利,不要误认为是停水而用利尿药物再伤津液;只要患者气化功能不衰,饮食水谷能够不断化生以补充,待小便自然通利时,说明津液已复,阴阳自和,病也就好了。这里虽然讲的是疾病自愈的道理,但同时告诉我们,治疗疾病也在于调整阴阳,使其达到相对的平衡,就是说达到"阴阳自和",亦为治疗疾病的基本出发点。

2. 邪热迫肺作喘证治

太阳病或汗或下,治不得法,表邪不解,化热内犯于肺,肺受热迫津液外渗,故见汗出而热不解;肺失清肃宣降之职,故气逆作喘。汗出而喘,但不恶风寒,故"不可更行桂枝汤",也就是不属于桂枝加厚朴杏仁汤证;汗出而喘,"无大热",说明也不属于阳明里热,是既非表又非里,而为邪热迫肺之证。因肺主气,司呼吸,故凡咳喘气逆的病证,当首先考虑肺的病变。所以《伤寒论》指出"汗出而喘,无大热者,可与麻黄杏仁甘草石膏汤",以清热宣肺而定喘。

麻黄杏仁甘草石膏汤用麻黄宣肺开郁,佐杏仁利肺平喘,重用生石膏以清肺热,甘草和中益气,配石膏又可甘寒以化生津液。汗出用麻黄,无大热用石膏,似属不妥,实则麻黄协桂枝方能走表发汗,若与石膏相配伍,则重在宣泄肺热而不在于发汗,故本方有汗、无汗,身有大热或无大热,均可服用。本方临床用治肺炎、气管炎、鼻窦炎等病而属于肺热者,均有一定疗效。

举一个病例:

郑某之子,初春出麻疹,疹未齐而骤回。身热(高至39.8℃),气喘鼻扇,环口发绀,证情十分严重,脉数而滑,舌苔黄褐而干。此证为疹毒内陷,火热刑金之证。治当宣肺清热,透疹外出。

麻黄2.4克,杏仁9克,桑叶6克,生石膏18克,羚羊角1.2克,瓜蒌仁6克,浙贝6克,甘草1.5克。

服一剂热退而喘平,前胸后背透发疹点甚多。但咳嗽仍甚,转方以桑菊饮加蝉衣、贝母、竹茹、玉竹等药,调理而愈。

3. 协热下利证治

本为太阳中风桂枝汤证,不当下反用下法,以致邪陷于里,下利不止,若脉由浮缓变为急促,说明阳气有余,仍有抗邪外达之势,是"表未解也";邪陷化热,上熏于肺,外蒸于肌表,故见"喘而汗出"。肺合皮毛,与大肠相表里,表不解而邪内陷,则肺与大肠俱热,故协热下利,喘而汗出,宜用葛根黄芩黄连汤解肌清热,表里兼治。

葛根黄芩黄连汤由葛根、黄芩、黄连、炙甘草组成。葛根既能辛凉解表,又能升腾津液,起阴气而止泻利;芩、连苦寒,清里热,厚肠胃而止利;

甘草和中安正。本方既能外解表热，又能清解里热，故为表里两解之剂。临床用治表不解而又有热泻、热痢的病证，疗效很好。

桂枝加厚朴杏仁汤证、麻杏甘膏汤证、葛根黄芩黄连汤证均有汗出而喘，但其病变是不同的。桂枝加厚朴杏仁汤证与麻杏甘膏汤证，虽病变重点都在肺，但有寒热之别；麻杏甘膏汤证与葛根黄芩黄连汤证，虽然皆以热邪为主，但有热在于肺、以喘为主，热在于肠、以泻利为主的不同，临证时当加以鉴别。

4. 误治变虚证治

太阳病汗不得法，或误用吐下，均可伤及正气而形成虚证。因《伤寒论》的主要内容是讲寒邪伤阳而致病，故太阳病误治变证，是以伤阳而成阳虚证者居多。

(1) 心虚作悸证

太阳病本应发汗，但不能发汗过多。汗为心之液，是阳气蒸化津液而成。汗出过多则心阳随之而耗，心脏失去阳气的庇护，则空虚无主，而见悸动不安。实则拒按，虚则喜按。心悸而常以手捂住心窝部，即"叉手自冒心，心下悸，欲得按"，是正气不足的一个标志。心阳虚作悸，当用桂枝甘草汤甘温补心。

桂枝甘草汤仅含桂枝、炙甘草两味药。桂枝辛温补心阳之虚，甘草甘温益气和中而滋血脉。本方辛甘合化为阳，补心阳而不燥，滋血脉而不寒，药少力专，为补心阳的基本方。

> 病经一月，两脉虚浮，自汗恶风，此卫虚阳弱。人身之表，卫气主之。凡所以温分肉、肥腠理、司开阖者，皆此卫气之用。故经曰：阳者，卫外而为固也。今卫气一虚，则分肉不温，腠理不密，周身毛窍有开无合，由是风之外入，汗之内出，其孰从而拒之。用黄芪建中汤以建立中气而温卫实表也。
>
> 桂枝　生姜　芍药　甘草　大枣　饴糖　黄芪
>
> 越一日，病者叉手自冒心间，脉之虚涩特甚，此汗出过多而心阳受伤也。仲景云：发汗过多，病人叉手自冒心，心下悸者，桂枝甘草汤主之。（引自《印机草》）

（2）心虚烦躁证

太阳病不用麻桂发汗，而以火劫发汗，后又用攻下的方法，不仅伤其心阳，见心悸欲按，而且心神亦浮动不安，更见烦躁。"火劫"是指用烧针、温针、熏、熨、灸等火攻的方法，强行胁迫发汗（"劫"与"胁"，古字通用）。凡误用火攻所引起的变证，则称"火逆"。有关火逆的变证，后边还有专题介绍。这里所介绍的火逆是指烧针（把针体烧热再行针刺的方法，谓之烧针）用以劫汗，而伤了心阳。《素问·生气通天论》说："阳气者，精则养神。"心主藏神，今心阳虚，神失所养，故见心悸而烦躁不宁。治疗用桂枝甘草龙骨牡蛎汤补益心阳，安神定悸。

桂枝甘草龙骨牡蛎汤用桂枝、甘草以复心阳之虚，龙骨、牡蛎潜阳镇逆，收敛心气以安神定悸。

（3）心虚惊狂证

本证可以说是心虚烦躁证的进一步发展。因为"伤寒脉浮"是病在表，应当发汗，若误"以火迫劫之"，即用火攻的方法强行发汗，则必致汗出过多而伤心阳，轻则见心悸、烦躁，重则心气散乱，心神浮躁而见惊悸、狂躁、卧起不安等。且阳虚则水津不化，而易凝聚为痰饮；痰浊邪气乘心气之虚而上扰，也是导致神志不宁，出现精神症状的重要原因之一。心虚惊狂证，宜用桂枝去芍药加蜀漆牡蛎龙骨救逆汤治疗。

桂枝去芍药加蜀漆牡蛎龙骨救逆汤，既可以说是桂枝汤的变方，又可以说是由桂枝甘草龙骨牡蛎汤加味而成。其药物组成有桂枝、甘草、生姜、大枣、牡蛎（熬）、蜀漆、龙骨。本方用桂枝、甘草以扶心阳之虚；生姜、大枣以调营卫之气；此证重在阳虚，当避阴就阳，故去芍药；涤痰逐饮须加蜀漆；牡蛎、龙骨不仅能化饮，而且能敛神定志以治惊狂。因本方主治的证候由火逆所致，故取名"救逆"。

（4）心阳虚欲作奔豚证

奔豚的豚，即小猪。因本病发作时，有气从少腹上冲于胸，甚或直达咽喉，就好像小猪自下向上奔窜一样，故名。

患者素体阳虚，或汗多伤阳，心阳虚不能制水，水邪冲动，故"其人脐下悸"。脐下即少腹，位居下焦而属于肾。脐下悸动，而气来上冲于心胸，说明是肾水初动，故称"欲作奔豚"。下焦肾水所以欲动，其病源在于上焦心阳不足，故用茯苓桂枝甘草大枣汤温心阳，伐水邪。

茯苓桂枝甘草大枣汤重用茯苓以伐水，用桂枝助心阳而降冲逆，用甘草、大枣益气健脾,培土以制水。本方要求用甘澜水煮药,义在不助水邪。《伤寒论》介绍了作甘澜水法:"取水二斗,置大盆内,以杓扬之,水上有珠子五六千颗相逐,取用之。"以杓反复扬水,炼之使甘,以缓其水寒之性。

(5)心阳虚已发奔豚证

若用烧针强行发汗,即"令其汗",必损心阳;阳虚卫外不固,针处又被寒邪所乘,阳虚感寒,心火上衰则肾水无制,水寒之气冲逆于上则"必发奔豚",患者感觉"气从少腹上冲心",甚至上冲至咽喉,发作欲死。治疗方法:可先用艾炷灸针处各一壮,温以散寒;然后与桂枝加桂汤,强心阳,降冲气。

桂枝加桂汤即桂枝汤加重桂枝用量,如《伤寒论》所说"更加桂二两"。桂枝辛温,可益心阳,散风寒,降水气。本方重用桂枝的目的就在于强心阳以降水寒冲逆之气,正如方后所注:"以能泄奔豚气也。"桂枝加桂汤,是加桂枝还是加肉桂,其说不一。方有执认为:"所加者,桂也,非枝也。"但从《伤寒论》"更加桂二两""今加桂满五两"等句分析,还是加桂枝为对,而不是加肉桂。

病案举例:

崔某,女,50岁。其病颇奇,自觉有一股气从两足沿阴股一侧往上行,至小腹则胀,至心胸则悸、闷,头出冷汗。少顷,气往下行,诸证亦随之而消。每次发作均有欲死的恐怖感,精神极为紧张。素患腰酸,腰冷,带下等证。面色青黄不泽,舌质淡嫩,苔白而润,脉弦数无力。

此证当属奔豚,然而气不从少腹却沿少阴经脉上窜,实为临床所罕见。凡上冲之证,多因在上之阳不足,制水无力导致阴邪上干。今阴来搏阳,所过之处而见其害,或胀或悸;阳与阴争,故脉虽数而按之无力。弦为阴脉,水饮病可见弦脉。舌淡苔白,无疑也是阳虚的表现。

方用桂枝加桂汤以伐肾邪而降逆,另送黑锡丹二钱温阳镇冲。每隔一日服一剂,服五剂病愈。

---

(6)心阳虚水气上冲证

太阳病或吐或下,外邪虽解,然心阳受伤,中气受挫,水无制上冲而为病,故见"心下逆满,气上冲胸";胸阳不振,水气凌心,故见心悸;水气阴浊上蒙清阳,所以头目眩晕;脉沉主水,紧则为寒,脉沉紧是水寒为病。治当温阳化水,宜茯苓桂枝白术甘草汤。若更发汗,则愈伤阳气。"阳气者……柔则养筋",阳虚不能柔养筋脉,则会出现肢体震颤摇动的证候。

茯苓桂枝白术甘草汤用茯苓淡渗利水,桂枝温阳降冲,白术、甘草健脾补中筑堤以制水泛。本方在《金匮要略》中用治痰饮:"心下有痰饮,胸胁支满,目眩,苓桂术甘汤主之""夫短气有微饮,当从小便去之,苓桂术甘汤主之"。据笔者个人经验,若患者痰盛,可于本方中加半夏、陈皮;若头目眩晕为甚而因于饮者,可加泽泻;若兼见血压偏高者,可酌加化瘀之药如红花、茜草、牛膝等。

病案举例:

陈某,女,52岁。素有大便秘结,常五六日一行,坚如羊屎。口干渴,但饮又不多。每到夜晚,自觉有气从心下上冲,继而头晕、心悸、气短、胸闷等证俱见。身有轻度浮肿,小便短涩不利,颜面虚浮,目下色青。脉沉弦,舌胖嫩,苔水滑。

此证水病似燥,因津液不得敷布而致。水为阴邪居于下,病则必犯阳气而逆于上,所以证见头晕、胸满、心悸;水邪不去,则气化不行,津液不布,故上见口干而渴,下则小便不利,大便秘结。更参其脉与舌,确定心阳不足,水气为患无疑。

为疏:茯苓30克,桂枝9克,白术6克,炙甘草6克。

服两剂则头晕、心悸减。原方又加肉桂3克,助阳以消阴;加泽泻12克,利水以行津。又服两剂,小便自利,大便每日一行,面色转红,诸证随之而愈。

(7)心虚动悸脉结代证

《伤寒论》说:"脉按之来缓,时一止复来者,名曰结。又脉来动而中止,更来小数,中有还者反动,名曰结,阴也。脉来动而中止,不能自还,因而复动者,名曰代,阴也。"从上述可知,结代脉属于搏动缓慢而有歇止的一种脉象。其中,歇止时间短,复跳稍快的,即"更来小数"者,是结脉;歇止时间长,即"不能自还,因而(有曰'略久',有谓'良久')复动者",是为代脉。今之脉学,则更以止无定数和止有定数来作为区分结脉与代脉的标准。结脉主气血凝结,亦见于气血不足;代脉主脏气衰微,气血亏虚,亦见于七情惊恐、跌仆损伤。

心主血脉,心脏气血素虚,又感寒邪,正虚邪扰,甚则动摇心宫,而致气血不续,故脉来结代;心虚不能自主,所以心动悸非常。治以炙甘草汤益气养血,复脉定悸。

炙甘草汤由炙甘草、生姜、人参、生地黄、桂枝、阿胶、麦冬、麻子仁、大枣组成。方中炙甘草益气补中,化生气血,以复脉之本,为主药;人参、桂枝、生姜益心气,通心阳;生地黄、麦冬、阿胶、麻子仁、大枣补心血,滋心阴,以充养血脉。以清酒煎煮药物,可通经络、利脉道,又使药力不滞。全方益阳滋阴相互为用,使阳能助阴则脉复,阴能助阳则心动悸自安,脉亦自和。因本方具有复脉的功能,故又名"复脉汤"。

本方对功能性心律不齐、期前收缩有较好疗效。本方去人参、桂枝、生姜、大枣,加白芍,名加减复脉汤,治阴血虚脉结代,心动悸。温热病后期,真阴大亏,虚风内动,心动悸,以加减复脉汤去麻仁,加牡蛎,名一甲复脉汤;加牡蛎、鳖甲,名二甲复脉汤;加牡蛎、鳖甲、龟板,名三甲复脉汤。

病案举例:

郑某,男,56岁。经常头晕,鼻衄,心烦少寐,耳鸣如蝉,不时有失神欲倒的感觉。视其人身材高大,面赤如丹,舌红苔少,脉弦而结。此证为心肾之阴双虚,以致阴不潜阳,肝风鸱张,上旋清窍。

为疏:生地30克,麦冬24克,龟板18克,白芍12克,炙甘草12克,玄参12克,石决明30克,生牡蛎30克。

服两剂而神倦思睡,日夜不醒;二日后,神爽清醒,头晕耳鸣大有好转,脉虽弦但已不结。转方又加鳖甲、五味子,服十数剂,渐愈。

(8)心肾双虚证

发汗过多,伤损心阳,则"其人叉手自冒心,心下悸,欲得按",属桂枝甘草汤证。若更"重发汗",不仅心阳愈虚,而且必伤及肾阳。肾为先天之本,肾中元阳为一身阳气之根。诸脏阳虚,穷必及肾。肾开窍于耳,肾虚则"必两耳聋无闻也"。许叔微说:"伤寒耳聋,发汗过多者,正气虚也。"本证在心阳虚的基础上更见肾虚耳聋,则非桂枝甘草汤所能治,而应考虑用桂枝甘草汤加参附以补心肾之阳气。

(9)胃虚水停证

太阳病发汗不当,可伤太阳之气,外邪随经入里,影响膀胱气化功能,以致形成津不上承而口渴,水蓄膀胱则小便不利的五苓散证;若伤及中焦胃阳,胃虚不能游溢水精,以致水邪停留而不化,可见心下悸动,按之应手,胃脘部有振水声和如囊裹水之感。因胃虚水停中焦,无碍膀胱气化,故小便自利而口不渴。《伤寒论》说:"伤寒,汗出而渴者,五苓散主之;不渴者,茯苓甘草汤主之。"不仅指出了胃虚水停的治法方药,而且以渴与不渴作为五苓散证与茯苓甘草汤证的主要鉴别点。

茯苓甘草汤由茯苓、桂枝、生姜、炙甘草组成。方用桂枝、茯苓通阳利水,生姜温胃以散水,甘草补脾和中。若服药后,患者由不渴转为渴欲饮水,是为水去阳布而欲愈的好现象。临床用本方,若能配用茯苓饮(茯苓、人参、白术、枳实、橘皮、生姜),则效果更佳。

(10)脾虚烦悸证

太阳病仅二三日,即见心悸而烦,说明不是外邪传经入里所致,而是病者中气虚,素禀不足。脾胃中气为后天之本,气血荣卫化生之源。脾胃虚,中气弱,气血化生不足,心失所养,故"心中悸而烦";荣卫不足,虚而内怯,抗邪无力,故外证亦难以速解。此时当用小建中汤补脾建中,扶正以祛邪,里气壮则表自解。

小建中汤是桂枝汤的一个变方,即桂枝汤倍用芍药的剂量,再加饴糖而成。方中以桂枝汤调和荣卫;倍用芍药,以滋荣血而利血脉;加甘温之饴糖,补中扶虚缓急。此方从中州变生气血,以治悸烦和腹痛等。所谓建中,即建立中气的意思。

> **病案举例:**
>
> 张一尹近川翁,始以内伤外感,过服发散消导之剂,致胃脘当心而痛,六脉皆弦而弱,此法当补而敛之也。
>
> 白芍药(酒炒)五钱,炙甘草三钱,桂枝一钱半,香附一钱,大枣三枚,饴糖一合。煎服。一帖而瘳。(引自《孙文垣医案》卷二《三吴治验》)

(11)脾虚气滞腹胀证

"发汗后,腹胀满",表证虽解,但因脾气素虚,发汗更伤脾气,脾虚运化失职,气壅湿滞所致。此证,补中则愈塞,攻之则愈虚,既属虚中挟实,则治当补中有行,用厚朴生姜半夏甘草人参汤。

厚朴生姜半夏甘草人参汤用厚朴宽中除满,生姜辛开理气,半夏开结燥湿,人参、甘草健脾培土以助运化。临床实践证明,用此方时,人参、甘草等补气药的量不宜大,而厚朴、半夏、生姜等行气散结药的用量不宜小,即掌握"三补七消"的比例,方能取得较好疗效。

> **病案举例:**
>
> 石顽治总戎陈孟庸,泻利腹胀作痛,服黄芩、白芍之类,胀急愈甚,其脉洪盛而数,按之则濡,气口大三倍于人迎。此湿热伤脾胃之气也。与厚朴生姜甘草半夏人参汤二剂,痛止胀减,而泻利未已;与干姜黄连人参汤二剂,泻利止而饮食不思;与半夏泻心汤二剂而安。(引自《张氏医通》卷七《大小府门·泄泻》)

医案中之"气口",指右手脉;"人迎",指左手脉。凡内伤脾胃之气,则气口脉大于人迎;凡外感伤寒之邪,则人迎脉大于气口。察人迎与气口,可作为辨内伤与外感的依据之一。

(12)中寒吐逆脉证

胸膈胃脘阳气素虚之人,再发汗则阳愈虚,阳虚浮动,所以脉来反数。脉数主热,但有真假之分。阳盛而热者,脉当数而有力,消谷能食。虚阳浮动而见数脉,是属假热,也就是《伤寒论》中说的"数为客热",必按之无力;阳虚不能腐熟消化水谷,因而不能食,或食后谷不化,胃气上逆而作吐。《伤寒论》所说"此以发汗,令阳气微,膈气虚,脉乃数也。数为客热,不能消谷,以胃中虚冷,故吐也",就是对中寒吐逆的脉证、病因与病机的概括分析和说明。

对于本证,《伤寒论》未载方。根据其"胃中虚冷"而见吐逆的病变特点,可考虑用理中汤(见太阴病篇)加丁香、吴茱萸,以温中补虚,降逆止呕。

(13)吐后内烦证

太阳病本当发汗以解表而反用吐法,虽然吐法亦能使邪气外达而令人汗出,起到一定的解表祛邪作用,但吐后必伤胃中津液,津伤化燥,阴不和阳而虚热内生,故吐后表证虽解而不见恶寒,但接着而来的则是恶热、不欲近衣以及烦躁等津伤内热的证候。因虚热内扰,烦自内生,均由吐后所致,故《伤寒论》说:"此为吐之内烦也。"

《医宗金鉴》为吐后内烦提出治法:吐后内生烦热,是为气液已伤之虚烦,非未经汗下之实烦也。唯宜用竹叶石膏汤,于益气生津中清热宁烦可也。

(14)肾阳虚水泛证

太阳病误以吐下的方法治疗,伤了中、上焦的阳气,可致水气冲逆而为病,是属苓桂术甘汤证,已如前述。若太阳病发汗太过,损伤了下焦肾阳,亦可因于阳虚不能制水而引起水泛为病。太阳与少阴为表里,太阳之气由少阴肾阳所化。过发太阳之汗,必内伤少阴肾中之阳,因而虽然发汗,但汗出病却不解。由于少阴肾阳虚不能敛藏于内而外浮,故"其人仍发热";阳虚水泛,上凌于心,故心下悸动;上蒙清阳,则头目眩晕;阳气者,柔则养筋,阳虚筋脉失养,则筋肉瞤动,肢体震颤,站立不稳而欲仆倒在地。治以真武汤温阳利水。

真武汤由茯苓、芍药、生姜、白术、炮附子组成。附子辛热,温经回阳以散寒水;辅以白术温运脾气,补土以制水;术、附合用,还可温煦经脉以除寒湿;茯苓淡渗,协白术以利水;生姜辛温,可温散水寒;芍药和血脉、缓筋急,且能制约附、姜之辛燥,使之温经散寒而不伤阴。本方用治肾阳虚水泛为病,与苓桂术甘汤不同,故方中用附子而不用桂枝。服大青龙汤发汗太过,出现四肢厥逆、筋惕肉瞤等亡阳证,即可考虑用本方治疗。

曾治一司机李某,男,32岁。患头痛病,每在夜晚发作,疼痛剧烈,必以拳击头部始能缓解,或服用止痛片。问其起病原因,他说:夏天开车,因天气炎热,常在休息时痛饮冰镇汽水或啤酒,每日无间,至秋即觉头痛。问除头痛外,尚有何不适? 答:两目视物常有黑花撩乱。望其面色黧黑,舌质淡嫩、苔水滑,脉沉弦而缓。此阳虚水泛,浊阴上窜,清阳被蒙则眩,阴阳相争故头痛。

为疏:附子12克,生姜12克,茯苓18克,白术9克,炙甘草6克,白芍9克,桂枝6克。

服六剂,头痛大减。继服苓桂术甘汤四剂,巩固疗效而痊愈。

(15)肾阳虚烦躁证

"下之后,复发汗",在治法上是一误再误。误下伤里阳,下后复汗则表阳亦伤。阳主昼,阴主液,也就是白天阳气旺盛,夜晚阴气旺盛。汗下后阳虚之体能在白昼阳旺之时与邪抗争,故"昼日烦躁不得眠";入夜阴盛,阳虚无力与邪交争,故"夜而安静"。阳虚阴盛,病入三阴,故不见少阳病的喜呕,阳明病的口渴,以及太阳病的头痛、脉浮等表证。脉沉主里,微主阳虚。"脉沉微,身无大热"而见微热,说明阳虚阴盛,格阳于外。证情危重,当急救回阳,用干姜附子汤。否则贻误病机,恐一身脱汗而不可救。

干姜附子汤用干姜、附子大辛大热,以复脾肾之阳。附子生用,取其力更猛。与四逆汤比较,本方不用甘草之缓恋,有利于迅速发挥姜、附消阴回阳的作用。煎汤一次顿服,使药力集中,收效更快。

阴虚烦躁不得眠,以入夜为甚,与本证迥然不同,应从苔、脉加以鉴别。

(16) 肾阴阳俱虚烦躁证

汗下不得当,不仅能伤阳,而且由于津液外泄,亦可导致阴伤。"发汗,若下之,病仍不解,烦躁者",就反映了因汗下误治,使阴阳俱虚,水火阴阳不能相互交济,以致阳不得阴则烦,阴不得阳则躁。本证的烦躁不分昼夜,故与阳虚阴盛的干姜附子汤证有别,也不同于阴虚阳亢、虚热内扰的烦躁证。治疗用茯苓四逆汤,扶阳兼以救阴。

茯苓四逆汤由茯苓、人参、生附子、炙甘草、干姜组成。方用附子、干姜以温经回阳,人参益气生津以救阴,茯苓益阴气而宁心养神,甘草和中。

(17) 阴阳两虚与阴阳转化证

汗乃阳气蒸化津液而成,故发汗太过既可伤阳,又能伤阴。发汗后,表证解当不恶寒,若反见恶寒或恶寒更甚而振栗,说明发汗太过伤了卫阳,而失于温煦所致。另一方面,由于津从汗泄,荣阴亦必随之而损。荣阴不足,筋脉失养,则见四肢挛急疼痛。阴阳两虚,所以脉见微细,治当扶阳益阴并施,用芍药甘草附子汤。芍药甘草附子汤用芍药以补荣阴,附子以补卫阳,炙甘草依附于阴阳之间,和中而兼顾。

若汗后,患者不恶寒只发热,说明表证虽解,但胃中津液已伤,津伤则化燥生热,而转为阳明胃家实证,故《伤寒论》说:"发汗后……不恶寒,但热者,实也。"胃家实热当见大便干结,治应泻下以和胃气,与调胃承气汤(方见阳明病篇)。

以上所述芍药甘草附子汤证和调胃承气汤证,同是发汗之后,却有两种不同的结果,有从阴化寒者,亦有从阳化热者,有致虚者,亦有成实者;其所以有阴阳转化的不同,主要是因为患者机体有强弱之分,脏腑有寒热虚实之别,也就是说"病从类化"。

(18)随证施治

以上介绍了太阳病的各种变证及治疗,从中不难看出:张仲景始终贯彻了"观其脉证,知犯何逆,随证治之"的辨证论治法则。为了更好地指导人们在实践中运用这个法则,他在《伤寒论》中又举出随证施治的具体病例作为示范,以冀一隅三反。

"伤寒脉浮,自汗出,小便数,心烦,微恶寒,脚挛急",说明太阳表证不解,而少阴之阴阳复虚。阳气虚,固摄、温煦的功能失职,故自汗、小便频数而微恶风寒;阴液不足,阳热上扰,筋脉失于濡养,故心烦、脚挛缩拘急。在里之阴阳皆虚,而外证又不解,自当正邪兼顾,用桂枝加附子汤,扶正以祛邪。若此时不顾患者少阴之里虚,"反与桂枝汤欲攻其表",这是治疗的错误。服汤以后,必致阳愈虚不达四末,而四肢厥逆;阴愈伤不能上滋,而咽中干燥;阴阳俱虚,水火不相既济,而见烦躁吐逆。

这个病例的病情本来就较为复杂,又经误治,使病情更加复杂。对于复杂多变的病证,应分清标本缓急,进行有步骤的治疗。本病初起患伤寒,伤寒为病,重在伤阳,故在治疗时,应当首先扶阳,用甘草干姜汤,使其阳生则阴长。待手足温,厥逆回,阳气复,再服芍药甘草汤以复其阴;阴液既复,则筋脉濡润,两脚挛急得以缓解而可以自由屈伸。如是则阳气能温煦,阴液亦能濡养,即达到"阴阳自和",则病必自愈。若在上述治疗过程中,由于人的体质差异而有寒热的变化,如服温药扶阳太过,以致胃热而见谵语、大便干结,则应"少与调胃承气汤"以泻下实热,使胃不燥而气自和,则谵语自止;若重复发汗,又加以烧针劫汗,一逆再逆,一误再误,使其人阳气大伤,四肢厥逆更甚,此时再用甘草干姜汤以复阳也无能为力,应予四逆汤救治。

甘草干姜汤用炙甘草、干姜辛甘以化阳,重在扶中焦的阳气。脾主四肢,四肢为诸阳之本,中阳得复,则四肢厥逆自愈。用此方时,甘草剂量要重,应大于干姜用量的一倍以上,这样可以保证在扶阳的同时而无害于弱阴。

芍药甘草汤以芍药配甘草,酸甘化阴,和血柔筋缓急,善治两脚拘挛、筋脉拘急之病。

从以上病例可以看出,不管用什么治疗方法,或用热,或用寒,或用泻,或用补,都应该"见是证而用是方",也就是一切从实际出发,以客观脉证作为施治的依据,而不能凭主观臆测。同时,也启示我们在处理复杂多变的病证时,要根据病情的轻重缓急做到治有先后,随机应变,照顾全面,不应该不分先后主次,墨守成规,顾此失彼。

举一个用芍药甘草汤的病例:

李某,男,25岁。右腿鼠蹊部生一肿物,形如鸡卵,表面不红,用针管抽不出内容物。右腿拘紧,伸而不能直,强伸则剧烈疼痛,足跟不能着地。每到夜晚,小腿经常抽筋,痛苦不堪。脉弦细而数,舌红而少苔。脉证合参,可知本证属阴血不濡,筋脉失养,挛而收引,故筋聚而成包块,腿难伸直,拘急转筋作痛。

为疏:白芍24克,炙甘草12克。

嘱服三剂,以观后效。患者见此方药仅两味,面带不信之色。虽勉强服药,但实少病愈信心。可是服药后,却效出意外,仅一剂而筋不抽痛,夜得安睡;进二剂,则鼠蹊包块消退;服第四剂,足跟即能着地。

---

5. 火逆的变证

关于火逆的变证,前面已做过一些介绍,主要讲的是火劫发汗而导致的伤阳病变。这里讨论的是"因火为邪",即火邪所引起的热盛伤阴以致动血阴伤的各种变证。

(1)太阳中风误火

太阳中风,本应以桂枝汤发汗以解肌,若误"以火劫发汗",则不仅风邪不能解,且又加火邪为害,必伤其血气。气受热则动荡,血被火伤则流溢,气血沸腾,自必失其运行的常度。况风为阳邪,火亦阳热,风火相扇,火助风威,风助火势,"两阳相熏灼",溶其血液则身体发黄。阳热炽盛,迫血上行则欲衄;火热灼津,阴液虚竭则小便难。火劫发汗,不仅伤津,而且耗气,气血阴阳俱虚,身体失于濡润则枯燥。火热之气上蒸则头汗出,而颈项以下无汗。火炽津伤化燥,燥热内结,腑气不利,故见口干咽烂,腹满微喘,大便干结不通。若此时不抓紧治疗,拖延日久,则胃热盛,发生谵语;胃阴大伤,失于和降,则生呃逆;若热极津枯,肾阴虚竭,水不济火,心神躁动,则可出现手足躁扰不安、捻衣摸床等阴竭昏糊的危候。其预后可以从小便的情况来判断:若其人小便先难后反利,反映了阴液尚未尽亡,生机尚在,故属"可治";若小便已无,则是化源告绝,阴液消亡,而预后不良。

(2)伤寒阳郁误火

"脉浮热甚",是表邪闭郁、卫阳不得宣泄的太阳伤寒表实证,应以发汗解表法治疗。若反用艾灸以温阳,即"实以虚治",用治虚寒在里的方法来治表实阳郁之证,必致邪无出路,郁而化热,火热上炎,灼伤津液则咽喉干燥,灼伤阳络则吐血。

(3)表实内热误火

太阳病二日,表邪未解反见烦躁,说明或是素有内热,或是表不解而阳郁化热,形成表实里热证,此时应解表清里并施,不应用火来治。若"反熨其背(用瓦熨,或将某种药物粉碎、炒热,布包敷于背部)而大汗出",则必因汗出而致正虚,火邪乘虚入胃,胃中津液被劫,因而变生躁烦、谵语等阳明胃家实证。火逆而成阳明燥热胃家实,当用下法治疗。如果未经治疗,病至几日后,通过机体的自然恢复,使得津液渐充,火邪势衰,正气有力驱邪外出,亦可通过"战汗"或下利而使邪气外出作解。

(4)温病误火

"太阳病,发热而渴,不恶寒者,为温病。"温病亦属太阳病之一,故其初起形似伤寒。由于伤寒是感受寒邪而表闭,故其脉弦紧,左右弹指有力;温病是感受温热邪气而津伤,故多见脉细弱而口渴。温病初起,邪在表,见发热、头痛、口渴、微恶风寒而脉浮弱者,当以辛凉解表,使之微汗出则愈;麻桂羌防等辛温燥烈劫阴之品,皆在所禁,当然更不能用火攻之法。若误用火劫,必助热伤阴,以致邪陷心包,而见神昏谵语,甚则灼伤阴液,筋脉失养,热极动风,而见痉厥、抽搐等证。一次火逆误治,使病变坏,还尚可苟延时日;若一再误治,则患者将有生命危险。所以,《伤寒论》特别告诫说:"一逆尚引日,再逆促命期。"

(5)阴虚误火

《伤寒论》说的"微数之脉",是指脉数而无力。"数脉为阳热可知",但有虚热、实热之分。数而有力者为实热;数而无力者属虚热,常见于阴虚不能制阳所发生的内热,治当滋阴和阳以清热,绝不能施以艾灸益阳劫阴以助热。若误用艾灸,必然"火上浇油",成为烦逆之变。这种将驱逐寒实邪气的灸法,误用于阴虚火旺患者的情况,叫做"追虚逐实"。尽管艾火之邪不甚,但对阴虚之体来说,内攻也是有力的。本属阴虚筋骨失于滋润,再被火灼则阴血更耗,甚则肢体痿废,故为"焦骨伤筋,血难复也"。可见,阴虚误火而致变的后果是相当严重的,一定要引起我们的特别警惕。

从以上诸火逆变证之多可以推断:在张仲景生活的时代,各种火疗的方法是相当盛行的,所用范围也很广泛。但由于火邪能助阳增热,伤阴动血,故用不得当,也会后患无穷。今世所用火疗方法已较古代差得多了,但附子、干姜、麻黄、桂枝等辛热药物,仍为临床所广泛应用,若触类引申,以彼例此,则温热病误用麻桂之弊,亦绝不可忽视。

(十)太阳病类证与治疗

太阳病类证是指类似太阳病的证候。由于《伤寒论》中所讲的太阳病,主要是指风寒邪气客于肌表的证候,所以这里的太阳病类证,实际上指的是太阳病类伤寒证。

1. 温病

温病亦属太阳病之一,故与太阳伤寒有相类似之处,但因其感受温热邪气,故又与伤寒不同。

六淫外邪,亦分阴阳。寒邪属阴,易伤人阳气,故其为病,太阳首当其冲;温邪属阳,伤人阴液,故其为病,太阴首当其冲。前者是足经受邪,后者为手经受邪。两经虽有手足之分,但其为病却不无联系,故太阳伤寒有太阴肺气不利的咳喘,而太阴温病亦见脉浮、头痛、恶寒等太阳病的证候。《灵枢·营卫生会》说:"太阴主内,太阳主外。"太阴,即手太阴;内,指营气;太阳,是足太阳;外,指卫气。营与卫在人体是对立的统一,其为病则互相影响,故仲景把伤寒与温病统称为太阳病。然温病虽属太阳病,但又不同于伤寒。《伤寒论》说:"太阳病,发热而渴,不恶寒者,为温病。"就明确指出温病不待传经,即见口渴等热伤津液的证候,而与伤寒传里化热有别。病证不同,治法亦不同。温病当治以辛凉解表,而不能用辛温劫阴之药。

2. 风温

风温在《伤寒论》中是作为温病误以辛温发汗而引起的坏证提出的,即"若发汗已,身灼热者,名风温"。其实,风温为病不仅来自温病误治,亦可由感受温邪与风邪,即风温合邪,共同侵袭人体而成。因温为阳邪,风亦为阳邪,风温合邪化热伤阴较一般温病更为迅速而且重笃,故风温病证见身热灼手,其热象亦较明显而突出。风温邪气客于表,故脉象同于太阳病而"阴阳俱浮"。风性开泄,热迫津液外泄,故自汗出;热盛伤气,气随津泄,故见身重;热盛神昏,故多眠嗜睡;风热上熏,心肺不利,故鼻息必鼾而语言謇涩难出。此时若再误用攻下,必然更伤阴精,引邪内陷。阴液大伤,故小便困难而不利;精不上注于目,故两目直视;邪气内陷,心神被蒙,所以大小便不能控制而失禁。

3. 风寒湿痹证

痹者,闭也,闭塞不通之意。风寒湿三气杂合而至,经络受邪,关节筋脉不利,成为痹证。因其证以骨节疼痛为主,与太阳伤寒类同,故举出以作比较。

(1)桂枝附子汤证

风与湿合,侵袭人体,经脉气血阻滞,不通则痛,故见身体疼痛。其痛缠绵不已,酸楚难忍以致烦乱不宁,谓之"疼烦"。湿为阴邪,其性重滞,故身重疼痛,转侧翻身亦觉困难。湿邪难以速解,故伤寒八九日不愈。风湿在于肌表,无关少阳、阳明,所以病人不呕、不渴。浮脉是风袭,涩脉为湿阻,虚脉为卫阳不支,脉浮虚而涩是风湿伤卫。治以桂枝附子汤散风除湿,扶阳去寒。

桂枝附子汤由桂枝、炮附子、生姜、炙甘草、大枣组成。桂枝祛风通阳,附子扶阳以温寒湿,生姜散寒以走外,炙甘草、大枣养正以护内。

若其人大便硬而小便自利,说明湿重困脾,脾失健运,津液不能还于胃中。此证当于上方中去桂枝以免走散津液,加白术燥湿健脾引津液还于胃中,且白术配附子可"并走皮内,逐水气";若其人小便不利而大便不坚者,则还应加桂枝通阳助气化以行津液。

(2)甘草附子汤证

风寒湿邪杂合而至,寒湿留于关节,凝滞不解,筋脉不利,故骨节抽掣疼痛,不得屈伸,以手触按则疼痛更甚。因寒湿所困,表里阳气皆虚,故自汗、短气、恶风怕冷而不欲去衣。阳虚水湿不化,所以小便不利、肢体浮肿。治以甘草附子汤,温经扶阳以除风湿。

甘草附子汤由白术、桂枝、炮附子、炙甘草组成。方中桂枝、白术、附子并用,兼走表里以助阳化湿。本证湿留关节,邪入已深,不易速去,故治之宜缓。本方附子用量比前方为少,且以甘草名方,而使其作用缓恋持久,从而有利于表里之邪尽解。同时,在煎服法中要求每次服药不应太多,也是不欲尽剂之意。

以上介绍的桂枝附子汤、去桂加白术汤以及甘草附子汤三个方证,都属阳虚风湿相搏证,其主要区别是:桂枝附子汤证重在卫阳虚而风湿在表,故桂附同用,温经通阳以散风湿;去桂加白术汤证重在里阳虚而脾不转输,故去桂而术、附合用,健脾行湿以逐水气;甘草附子汤证是表里之阳皆虚,故术、桂、附并用,兼走表里,温经扶阳以缓除风湿。

四、辨阳明病脉证并治

阳明,指足阳明胃和手阳明大肠。两阳合明谓之阳明,说明阳明之阳气最盛。阳明为多气多血之经。邪客阳明,气血壅而容易化热,故阳明病属于外感热病中正邪斗争有力,热势亢盛的极期阶段。

阳明病的形成原因,有原发和继发两种:原发的阳明病,是邪气直犯阳明,在经之邪不解,随经入腑而成;继发的阳明病,多来自太阳之邪不解而内传,或由于太阳、少阳病的汗不得法、误汗、吐下,伤了胃中津液所致。

阳明病在三阳病中属里证。由于阳明易从燥化,故其病变以燥热津伤,实热内结,以致腑气不通,而见痞、满、燥、坚、实的里实热证为主要特点。这种病证反映于外的证候,叫"阳明病外证",以"身热,汗自出,不恶寒,反恶热"为主,并以此与太阳表证、少阳半表半里证相鉴别。

阳明病除腑证之外,还有经证、热证、寒证以及蓄血证等,其病变重点在于腑实,故阳明病以"胃家实"作为辨证纲要。

阳明与太阴为表里,脾与胃相联系,若阳明病不从燥化,而是热与湿合,则湿热蕴郁,既不能外越以为汗,也不能下泄而从小便排出,致使湿热交蒸,还可以发生黄疸。

阳明病证候繁多,故其治法亦较复杂,或寒或温,或汗或下,均可随证使用。但由于其病变以腑实为主,故治法的重点在于泻下。正如尤在泾所说:"盖阳明以胃实为病之正,以攻下为法之的。"根据阳明病的上述证治特点,我们把阳明腑实证及其治法列在阳明病诸证之先,进而辨可下与不可下,然后再分别介绍经证、热证、寒证、蓄血证以及湿热发黄等诸证,从而使其重点突出,层次分明,便于学习掌握。

(一)阳明病辨证纲要

阳明胃与大肠,皆属于六腑。六腑的功能是传化物而不藏,即饮食入胃则胃实,通过胃的腐熟和小肠的受盛化物,下移到大肠,则胃虚而肠实;在消化过程中只有始终保持这种虚实更替,才能使胃肠之气得以通顺。上述六腑的功能特点称为"以通为顺"。若胃肠燥热,津液干涸,糟粕结硬,大便阻于肠内不得排出,使肠实胃满,不能进行正常的虚实更替,以致上下不得通顺,阳明有实无虚,从而形成阳明病。

在三阳病中,太阳主表,阳明主里。阳明里证反映于外的证候,是为"阳明病外证"。阳明病外证,见身热、汗自出、不恶寒、反恶热,与太阳之表证有本质区别。太阳表证虽有发热,但"必恶寒";而阳明病属里实热证,故虽身热但并不恶寒,且因其里热炽盛,不仅不恶寒反而恶热。阳明里热蒸腾津液外泄,故汗出不断而量多,《伤寒论》形容为"汗出濈濈然",这与太阳中风仅表现为皮肤潮润的"漐漐汗出"有所不同。阳明热盛于里,气蒸于外,以致表里俱热,气血亢奋,所以脉见洪大。《伤寒论》所说"伤寒三日,阳明脉大",指出太阳病到了三日要传经的时候,如果出现了洪大的脉象,说明病已传入阳明。

综上所述可知:"胃家实"是辨阳明病的纲领,身热、汗出、不恶寒、反恶热、脉大等证候是判定为阳明病的主要依据。

(二)阳明病成因

阳明病有因受邪而直接发病的,如邪客阳明经,由经及腑,或胃肠积滞化热化燥等,但也有从他经传变而来的。例如:太阳病治不得法或误治,可以传变为阳明病。《伤寒论》所说"太阳病,若发汗,若下,若利小便,此亡津液,胃中干燥,因转属阳明",就是指这种情况。太阳病当发汗,但不能发汗太过,若过于发汗,或误用泻下、利小便的方法治疗,伤了津液,津伤则化燥,胃中干燥,大肠失润,腑气不通,以致大便秘结不下,因而转属阳明病。所谓"转属",是病证转化但又未纯,具有并病之义。若一经证已尽解,完全进入到另一经,称为"转入"。如病邪已完全离开太阳,与太阳之表无关,纯入于阳明,即为太阳转入阳明。

太阳病发汗,汗出不彻或阳郁化热入里亦可转属阳明。太阳病感受寒邪,必使卫阳郁闭。若当汗不汗,或虽经发汗,但汗出不彻,均可由于卫阳闭郁不宣,寒邪从阳化热入里而成为阳明病。若证见"呕不能食",说明病已内传及胃,以致胃失和降;若阳明里热已成,蒸腾、逼迫津液外渗,可由伤寒无汗转为"反汗出濈濈然";这些都是转属阳明的标志,也是我们进行辨证的主要依据。

由于阳明与太阴有着表里关系,阳明主燥,太阴主湿,燥与湿亦能相互转化,故阳明病与太阴病有内在联系,太阴病可以转化为阳明病。太阴脾主运化水湿,太阴病脾运失职,湿不能化而蕴郁,则"身当发黄";若小便通利,湿从下泄,则不能发黄;至七八日见大便硬,说明湿已化燥,病已转属阳明。

(三)辨阳明病腑证并治

阳明腑证又叫阳明腑实证,以"不更衣内实,大便难"为主要临床表现,它反映了胃肠实热内结、腑气不通的病理特点。"阳明之为病,胃家实是也",这里的胃家实主要是指阳明腑证。

阳明腑实,当治以泻下。由于腑实证有轻重之分,因而治法方药亦有大小缓急之别。下面以三个承气汤证为主,分别介绍阳明腑证的各种辨证与治法。

1. 调胃承气汤证

调胃承气汤证是阳明病腑证的轻证或开始阶段,其病变重点在于胃中燥热成实而阳气有余,但大肠之燥热结聚尚属轻浅,故本证反映在大便上,还不能说已经成硬。调胃承气汤证的成因及证候表现有如下几种:

其病未经吐下,见不大便、心烦、躁动不安等证,说明此之心烦,非属栀子豉汤证的虚烦,而属于阳明病热实结于胃的实烦,当治以调胃承气汤。

或太阳病,发汗病不解,伤了胃中津液,邪气化热入里,里热外蒸而见"蒸蒸发热",说明病已转属阳明。因为邪结不深,故并未出现其他的阳明里证,亦当用调胃承气汤治疗。

或太阳伤寒,不用汗法而反用吐法,吐后邪不外散,反因吐伤津液致邪陷阳明。邪热内结,胃肠之气不得通顺,见大便不通、腹胀满。然虽腹满但并不疼痛,说明邪结尚浅,大便亦未一定成硬,故也用调胃承气汤治疗。

或太阳病不解,阳郁化热,过经(即传经)于阳明,阳明受邪,燥热内结熏于心,则见谵语,亦当用调胃承气汤下之。谵语为实,本当大便硬结,今不然,大便不仅不硬,反而下利,说明前医曾用过巴豆制成的丸药泻下。因巴豆属于热性泻下药,所以只能下大便而不能去其燥热,且有助热增燥的流弊,为此,虽大便下利,但谵语不解。一般地说,凡属虚寒性下利,则"脉当微厥",今用丸药泻下之后,脉不见微厥,依然同未下之前的脉象一样,即"脉调和者",说明虽经泻下,但内实不去,谵语不解,还应以调胃承气汤治疗。

综上所述可知,调胃承气汤治疗燥热初结,胃气不和而肠燥尚浅,见烦躁、蒸蒸发热、腹满、谵语等的阳明实证。其证虽然也见大便秘结,但还没有到伤津劫液的地步,故调胃承气汤的作用以调和胃气为主,泻下则是次要的。陈修园说它为"法中之法",也就是说它能在和胃之中又兼有泻下的作用。

调胃承气汤由大黄(酒洗)、甘草(炙)和芒硝组成。方中大黄苦寒泄热,芒硝咸寒软坚润燥,甘草甘缓和中,使大黄、芒硝缓恋于胃,从而变泻下为调和胃气。用本方,有时要求"少少温服",亦是为了不致大泻下,而达到和胃气的目的。

2. 小承气汤证

小承气汤证属于大便已经成硬的阳明腑实证,故比调胃承气汤证又深重一层。小承气汤证的形成有以下两种情况:

一是太阳病经汗、吐、下等法治疗,邪热入里,伤了津液,胃肠干燥失于濡润,故大便已成硬。胃肠燥热很盛,劫迫津液从小便偏渗,不能还于胃肠,故大便燥结,小便却反频数。当然小便越频数量多,则津液越伤,从而更增胃肠之燥,使大便更难解下。由于热结于内,上扰于心,故还可见到烦躁。

另一种情况是阳明病里热盛,逼津外渗则汗出多;汗出多则津愈伤,以致胃肠干燥则大便成硬。燥热不解,上熏于心,故见谵语。柯韵伯所说"多汗是胃燥之因,便硬是谵语之根",就指出了上述证候之间的因果关系。由于津液受伤而致燥热内结,大便成硬,即当用小承气汤泻下。

小承气汤由大黄(酒洗)、枳实(炙)、厚朴(炙)组成。方中大黄苦寒以泻下阳明燥热之结,厚朴苦温以除腹满,枳实苦寒以泄痞坚;朴、枳行气导滞下行,有助于大黄的泻下作用。本方泻下之力虽比调胃承气汤强,但仍较大承气汤为缓,故取名小承气汤。

3. 大承气汤证

大承气汤证是比小承气汤证更为深重的阳明腑实证。它的病变特点是大肠燥屎已成,痞满燥坚实等证俱备,甚至还可见到燥热下伤肾阴的证候。《伤寒论》中有关大承气汤证的辨证内容很多,现综述于下。

阳明病燥屎内结,腑气不通,故可五六日甚至十余日不大便,并见腹满疼痛。燥屎结聚在结肠部位,所以绕脐疼痛。因腑实而致满,故燥屎不去,则"腹满不减",或即使稍有缓解,亦是"减不足言";燥热结于阳明之腑,故阳明气旺之时,正邪斗争有力,见"日晡所发潮热";阳明主四末,四末为诸阳之本,阳明燥热内盛,迫汗外泄,故"手足濈然汗出";阳明燥热攻冲而上扰心,可见"烦躁发作有时",或"烦不解",或"心中懊恢而烦"以致谵语妄言等证;胃热本当消谷能食,若燥屎阻滞大肠,肠实胃满,胃气不能通降,则其人"反不能食";大肠与肺为表里,燥屎内结,大肠腑气不通,则肺气亦不能清肃下降而见喘满;腑气不行,影响血脉运行不利,故见脉迟,但脉实而有力。综上所述可知,若见腹满不能食,绕脐疼痛而拒按,日晡潮热,手足濈然汗出,烦躁,谵语,大便不通,脉迟而有力等证,说明阳明实热内盛,燥屎已成,当以大承气汤峻下。

大便燥结难下,是阳明病可下证的主要依据之一,但也不是绝对的。若患者因于阳明燥热津伤,而小便不利,燥屎内结,大便困难,邪热内迫而又旁流时下,形成热结旁流,大便乍难乍易;燥热熏蒸于外则潮热,熏蒸于上则眩冒;腑气不通,影响肺气不利而见喘息不得卧,则也应以大承气汤治疗。

以上介绍的是当下而尚未攻下的大承气汤证。若已投大承气汤泻下,当时确也见功,继而又六七日不解大便,并复见腹满胀痛、烦躁不解等证,这是什么缘故呢?该不该再用大承气汤泻下呢?这是因为患者本有宿食积滞不消,虽经大下,但燥屎邪热未能尽除,而又复聚成实;或是大下之后,胃肠功能未复而又伤于食,宿食不化,胃肠之气阻滞,使腑气不通所致。此时仍应再用大承气汤泻下,务以积除热尽为度。

阳明腑证是邪热亢盛,津伤化燥的极期阶段,其病来势凶猛,变化迅速,若不及时采取果断措施以泻下燥热,"釜底抽薪",则有涸竭阴液的危险。为此,张仲景又提出以大承气汤急下存阴的阳明三急下证。

伤寒六七日,当是邪气传里之时。此时既无发热、恶寒的表证,又无潮热、谵语的里证,只见"大便难,身微热",好像病情不重,但患者"目中不了了,睛不和",也就是视物模糊,目睛不能转动,说明邪热深伏,阴精已被劫。《内经》说"五脏六腑之精气皆上注于目""热病……目不明,热不已者,死",可见"目中不了了,睛不和"为阴精欲竭的危象,当以大承气汤急下以存阴。

汗出本是阳明病外证,若"阳明病,发热汗多",有不尽不已之势,亦当以大承气汤急下。为什么需要急下呢?程郊倩作了很好的说明:"发热而复汗多,阳气大蒸于外,虑阴液暴亡于中,虽无内实之兼证,宜急下之以大承气汤矣。"

阳明病属胃家实,由于胃肠之气不得通顺,故必见腹满胀痛之证,但其证多出现在大便硬结不下之后。如果不是这样,当太阳病发汗不解,病邪内并阳明之时,迅即出现腹满疼痛的实证,说明病势发展快,燥热津伤也较为厉害,以致不待时日循序而成,亦当用大承气汤急下燥热,夺其势而安其正。

从上述大承气汤的三急下证中,我们应该认识到燥热劫阴的严重性,并提示在遇到病势急,见有劫阴征兆的阳明燥热证时,就应当放手急下,而不应坐视徘徊。否则就会出现神昏不识人、循衣摸床、撮空理线、惊惕不安、微喘直视等热极阴伤,气液衰竭的严重后果。

大承气汤由大黄(酒洗)、厚朴(炙)、枳实(炙)、芒硝组成。方用大黄泻下热结,荡涤肠中燥屎;芒硝咸寒,软坚润燥,协大黄以泻下燥屎;厚朴理气除胀,枳实破气消痞,并相互配合以推动硝、黄的泻下作用。此方泄热破结,荡涤肠胃,攻逐六腑,其力甚大,故名为"大承气汤"。

调胃及大、小承气汤,均以承气取名。"承气"即承顺胃气下行之意。腑气不通顺在于胃肠实热内结,而三承气汤均有泻下实热以使腑气通顺、胃气下行的作用,故以承气名汤。

4. 麻子仁丸证

阳明与太阴为表里,脏腑之气相通,脾为胃行其津液,燥湿相济,以维持阴阳平衡。若患者趺阳脉(即足背动脉,相当于足阳明经冲阳穴部位,常用以候脾胃之病)浮而涩,浮为阳气偏盛,涩是阴液偏衰,说明其病为阳明胃气强,太阴脾阴弱。以胃阳之强加于脾阴之弱,使脾为之约束,而不能为胃行其津液,津液不能还入胃中,胃肠失润而干燥,则大便硬;胃气强,燥热逼迫津液偏渗而从小便下,故小便反数多。像这种胃强脾弱的证候,就不能再以承气汤泻下,当用麻子仁丸泻胃兼以滋脾。

麻子仁丸由大黄、炙枳实、炙厚朴、麻子仁、芍药、杏仁组成。方用大黄、厚朴、枳实(即小承气汤)以泻阳明胃气之强,用麻子仁润肠滋燥,用杏仁润燥通幽,用芍药养阴和血;蜜制为丸,取其缓缓润下之意。

曾治患者刘某,男,28岁。大便燥结,五六日一行。每次大便困难异常,往往因用力太过而汗出如雨。口唇发干,以舌津舐之则起厚皮如痂,撕则唇破血出。其脉沉滑,舌苔干黄,是属胃强脾弱之脾约证。

因脾荣在唇,故脾阴不足则唇燥干裂。

为疏麻子仁丸一料。服之而愈。

5. 蜜煎导法

阳明胃肠燥热而不大便,可用承气汤攻下;胃气强而脾阴弱的大便秘结,可用麻子仁丸润下。若阳明病,自汗出,本为津液外越,再用发汗的方法劫其津液,致使"津液内竭",此时虽大便燥结坚硬,亦不能用攻下的方法以通其大便。因为津液既已内竭,再行攻下,必更伤津液,则大便更加燥结不下。这种情况怎么办呢?要看患者想不想大便,如果患者不想大便,可以静静候之,待津液恢复,则大便可自下;若患者欲解大便而大便不下,其小便又数利而多,津液不能还入胃中以润燥,当用蜜煎导法。

蜜煎导法:将蜜放入铜器内,微火煎熬成饴糖状,俟其凝可成丸时,做成二寸长的蜜梃,趁热纳入肛门内即可。

若不用蜜煎导法,也可用土瓜根或大猪胆汁灌肠。《伤寒论》中的土瓜根方已佚;猪胆汁灌肠法是取大猪胆一枚,泻出胆汁,加少量醋,灌肠,取其酸苦涌泄而又不致伤津。

(四)辨阳明病可下与不可下

下以去实,阳明腑实证用下法是为正治,但一定要运用得当。否则,不该下而下会伤害正气,促使邪气内陷,以致引发各种变证。因此,阳明病可下与不可下就应该仔细辨别。

"太阳病,外证未解,不可下也。"阳明病从太阳病转来,虽因阳明里热外蒸而汗出多,但仍见发热恶寒,说明"外未解也",不能用承气汤攻下;若见潮热、腹满而喘、汗出而不恶寒、脉迟,说明表证已解,"可攻里也"。阳明病不大便,并见汗出、谵语,而又恶风,说明既"有燥屎在胃中",又有风邪在表,叫"表虚里实",亦不当下;"过经"即太阳经证尽除而完全转入阳明,才可以用下法。若下之过早,则引起表邪内陷,更增阳明实热,发生语言错乱之证。

阳明病兼有少阳证亦不可攻下。阳明主里,少阳主半表半里。若阳明病见潮热、大便溏、小便正常、胸胁满不去,或阳明病不大便而呕,胁下硬满,舌苔白者,说明邪热未纯入胃,仍在半表半里少阳部位,此时只能用小柴胡汤(方见少阳病篇)和解表里,疏通三焦,使上焦得通而呕止,津液得下、胃气因和则大便自调,三焦通畅、表里谐和则溅然汗出而病解。少阳病喜呕,治应和解,而汗、吐、下法均属少阳所禁用,故《伤寒论》强调指出"伤寒呕多,虽有阳明证,不可攻之"。

阳明病兼太阳表证不可下,兼少阳半表半里证也不可下,如上所述。若阳明病腹满微喘,既兼见少阳证口苦、咽干,又兼见太阳表证发热恶寒、脉浮而紧,当然也不能攻下;若不顾太阳、少阳证在,贸然攻下,必致邪气内陷,腹满更甚,津液损伤,故小便难。

病入阳明还有在经、在腑之分。在腑当下,在经亦不能用下法。"阳明病,面合色赤",即阳明在经之邪不解,阳郁不伸而见满面通红,并无阳明里实热证的表现,就不能滥用攻下。否则将损伤脾胃之气,使运化失职而生湿;在经之邪内陷而化热,湿热蕴郁熏蒸,可发生发热、小便不利以致黄疸等病变。

阳明病因于燥屎内结,腑气不通而致不能食,可用大承气汤攻下;但阳明病若因于"胃中虚冷",腐熟受纳失职而不能食,就不能用攻下法。如果误以胃家实热而行攻下,必致胃气败坏而发生哕逆。

阳明病实热内结,大便成硬,腑气不通而致腹满痛者,才可攻下;若阳明病,心下硬满而不痛,说明邪气结聚部位偏于上而又未成实,故"不可攻之"。若妄行攻下,必然使脾胃之气伤,邪气内陷,以致造成胃气败绝、下利不止的恶果,故《伤寒论》说"攻之利遂不止者死"。

阳明病大便硬是可下的指征之一,而证见潮热、手足溅然汗出、小便数多,则又是判断大便成硬的重要标志。所以,"阳明病,脉迟……腹满而喘,有潮热者,此外欲解,可攻里也;手足溅然汗出者,此大便已硬也,大承气汤主之……其热不潮,未可与承气汤";"阳明病,潮热,大便微硬者,可与大承气汤;不硬者,不可与之",若其人"小便数者,大便必硬";"小便数,大便因硬者,与小承气汤和之愈"。

阳明病大便确已成硬,燥热成实,方可攻下。若大便初硬后溏,热未结实,亦不能贸然攻下。若"初头硬,后必溏,未定成硬"而施以攻下,必伤脾胃之气而致运化不利,大便溏泄;若燥热确已成实,见小便通利,说明大便已经成硬,此时"乃可攻之"。

阳明腑实大便不通,当以承气汤攻下。但具体运用大、小承气汤时,又有攻下程度的不同。若见腹大满不通,脉滑而疾,说明里虽实满,但燥结不甚,则以"小承气汤微和胃气",不能用大承气汤峻下;如见谵语、潮热、手足濈然汗出、腹满疼痛、脉迟而有力,说明燥屎已成,当用大承气汤泻下。判断燥屎形成与否,除观察潮热、手足汗出等证候外,还可先服小承气汤以测试。一般来说,服少量的小承气汤后,如果转矢气(放屁),则说明有燥屎,即可用大承气汤攻下;若不转矢气,且见大便初硬后溏,就不能再行攻下,不仅大承气汤不能用,就是小承气汤也不能用了。如果此时再误用下药,必然更伤脾胃之气,以致脾虚而发生腹胀满、不能食等证;更为甚者,不但不能食,就是饮水也要哕逆。所以《伤寒论》再三强调"若不转气者,勿更与之","不转矢气者,慎不可攻也"。

(五)辨阳明病经证并治

阳明经证是指风寒邪气初客阳明经表,尚未传入于腑的证候。

阳明经证有因风寒之邪直客阳明经而形成,也有因太阳病初得时,汗出不彻,邪气不得外散,转属于阳明经而致。

足阳明胃经行于身之前,从鼻面而下走于胸腹。风寒邪气客于阳明经脉,则经气怫郁,阳气不伸,因而见缘缘面赤(满面通红)、额头作痛、发热恶寒、无汗、目疼鼻干、睡卧不宁、脉浮长或浮大、舌苔薄白等证,治当疏解阳明经表之邪,用葛根汤微发其汗。若阳明病不大便、脉迟、汗出、潮热而不恶寒者,说明表解而里实已成,当以承气汤下之;如果汗出虽多,脉迟缓,不见潮热仍有微恶风寒的,说明阳明经表之邪犹未尽解,因其有汗,故可治以桂枝汤解肌疏风;若阳明病,见脉浮、无汗而喘,是风寒邪气客于阳明经表,表实外闭,肺气不宣所致,应以麻黄汤解表发汗,宣肺平喘,切不可见其不大便而先攻下。

太阳病脉浮紧,是为风寒表实,而阳明病不大便,脉见浮紧,说明邪气一半在表一半入里,因为脉紧主阳明里实,脉浮则主经表有邪。只要有阳明里实的存在,就必然出现潮热,发作有定时;若无里实存在,脉但浮而不紧,说明邪气在阳明之经,不在阳明之腑,仍当发汗则愈。由于在经之邪稽留不解,久而化热,邪热伤阴,可使人发生盗汗。或阳明在经之邪不解,但又未入于腑,经热而腑不热,故见口干燥,但欲漱水不欲咽,治疗亦当疏解阳明经邪。若治疗不及时,或在经邪热太甚,波及血分,则可发生衄血之证。同样道理,阳明经邪不解,热在经而不在里,故见"脉浮,发热,口干鼻燥";因无损于胃肠功能,故"能食";经热不解,灼伤阳络,亦可发生衄血。有的注家认为衄血是由于热在血分,此说有一定道理,可供参考。

"阳明病,法多汗。"若"阳明病,反无汗",而二便亦通利,说明里无邪扰,只是风寒邪气客于阳明之经而已。如果经证不解,因循二三日,当汗不汗,邪气闭郁,影响肺、胃之气不利而上逆,则可出现呕而咳逆等证;更为甚者,经邪闭郁,阳气不伸,经气不利,还可见手足厥逆、头痛等证。若患者不咳、不呕、手足亦不厥逆,说明经表之邪闭郁不甚,因而头也不痛。

(六)辨阳明病热证并治

阳明热证是指阳明里热炽盛,但尚未敛结成实,热在气分而弥漫全身,充斥内外,表现为表里俱热的一种证候。阳明热证与阳明腑证比较,腑证可以说是有形之里实,而热证则是无形之里热。因热证之身热来自于里热,并非邪在经表,故也不同于阳明经证。

阳明里热弥漫全身,充斥内外,故一身表里皆热;热盛迫津外泄,故汗出;热盛津伤,故口燥舌干,烦渴而喜冷饮;阳明热甚,气血沸腾,故脉洪大或浮滑而数。上述所举大热、大汗、大渴、脉洪大,即"四大证",可以说是阳明热证的典型证候,也是阳明热证的辨证要点。治疗应当清热生津,用白虎汤。《伤寒论》所说"伤寒脉浮滑,此以表有热,里有寒,白虎汤主之",就是以脉断证并为阳明热证出其治法。伤寒脉浮滑,浮是热盛于外而表热,滑是阳盛于内而里热,表里俱热,说明太阳表邪已化热转属阳明。条文中"里有寒"的"寒"字,应作"邪"字解,具体说就是邪热在里。邪热内炽,阳气亢盛,若能透发于外,则表里一身皆热;如果不能透发于外,达于四末,可见身大热而手足反厥冷。由于这种手足厥冷,是阳热盛于内而格阴于外,阴阳气不相顺接所致,故称为"阳厥"或"热厥"。"伤寒脉滑而厥者,里有热",就是指这种证候,也应当以白虎汤治疗。

白虎汤由石膏、知母、粳米、炙甘草组成。方中石膏大寒,善清阳明气分之热而不伤津;知母苦寒而润,既能清热又能滋肺胃之阴;粳米、甘草滋养胃腑气液。四药合用,共奏清热生津之功。服白虎汤后,邪热得清,阳气无阻而畅达于外,则手足厥逆自解。

若白虎汤证"热结在里,表里俱热",表现口干舌燥、烦渴特甚,以致"欲饮水数升",并更见"时时恶风""背微恶寒者",说明大热所及,不仅伤津,而且耗气。阴津大伤无以滋润,故口舌干燥,烦渴不解;阳气受损,无以卫外,故时时恶风,背微恶寒;热盛而气液不足,故脉洪大而芤。此时单用白虎汤清热就不足用了,应加人参以益气生津。

白虎汤虽为清热之剂,但只为阳明而设,若见"伤寒脉浮,发热无汗"的太阳表证,不见烦渴等阳明里热证,或虽见烦渴等阳明里热证,但太阳表证不解者,均"不可与白虎汤"。因为太阳表证是卫阳闭郁所致,当用发汗之法以解阳郁之热,若误用白虎汤,或过早投入寒凉药物,则会冰伏表邪,郁遏阳气,促使邪气内传而发生种种变证。因此,用白虎汤必以热入气分而无表证者为准。

举一个病例:

刘某,女,5岁。感冒三日而热不退,体温40℃,周身出汗,而热不为汗减,烦渴欲饮,唇口干燥,脉洪大而舌苔黄。此证热在气分,内薄阳明,迫汗外出,而烦渴引饮。然大便不燥,胃虽热但不实,故可清而不可下。

为疏:生石膏30克,知母9克,炙甘草6克,粳米一大撮。

服二剂,热退汗敛而病愈。

(七)辨阳明病寒证并治

阳明病虽以胃家实热为主,但亦涉及虚寒证,因六经辨证不只为伤寒而设,还包括许多杂病内容,其证涉及虚实寒热各个方面。

阳明病的虚寒证,是由于胃阳不足,寒从内生,受纳腐熟水谷无权,证见不能食。《伤寒论》中的"阳明病……不能食,名中寒",即指此证而言。脾胃虚寒,中气不运,水谷精微不能正常化生与输布,因而不仅不能食,而且由于水湿内停,还可见小便不利。由于阴寒内盛,阳气不固而外泄,四肢禀气于胃,故可见手足濈然汗出。中阳不足,温运失职,胃肠寒气凝聚,可形成大便初硬后溏的"固瘕"。阳明病虚寒证,可见不能食、小便不利、手足濈然汗出,有似阳明胃家实证,但胃家实必大便燥结难下,而阳明虚寒则是大便初硬后溏,两证截然不同。

中焦阳虚,寒湿内生,还可发生黄疸。阳明病胃气虚寒,则脉迟无力,食难用饱,若饱食则胃气无力消磨,以致水谷不化,填滞中焦发生腹胀满;食郁于中,则微烦;清阳不升,则头目眩晕;水湿不能温运以下泄,故小便困难。若不及时治疗,必将使水谷不消,寒湿内蕴而发为谷疸。疸同于瘅,"谷疸"亦属黄疸病之一,因其发病与饮食不化有关,故名。这里的谷疸是因寒湿所致,故治当温化,若误认为湿热蕴郁而投以寒凉泻下,必更伤脾胃之气,不但黄疸不除,而且腹满仍然如故。

上述两证,一个见不能食、小便不利、手足濈然汗出、大便初硬后溏而欲作固瘕,属于胃寒似燥;一个见脉迟、食难用饱、小便难而欲作谷疸,属于胃寒似热,从而在主论阳明燥热成实的同时,兼述阳明胃气之虚寒,则有热有寒,有实有虚,有燥有湿,一一对比,层层分析,极尽辨证之能事。

若阳明病胃气虚寒,必不能受纳腐熟水谷以下行,胃失和降而逆于上,故"食谷欲呕"。食谷欲呕,是进食欲纳而又不能纳的一种证候表现,由胃气虚寒所致,故"属阳明也"。治以吴茱萸汤温胃散寒,降逆止呕。

吴茱萸汤由吴茱萸、人参、生姜、大枣组成。吴茱萸味苦而辛,能下气暖肝胃以治寒;佐以生姜温胃散寒以消饮;人参、大枣甘温补中,益气扶虚。若服吴茱萸汤,其人呕吐反而更为厉害的,说明中焦虽有寒,但膈上还有热,而吴茱萸汤只能温中寒而不能清上热,反有助上热之弊,故"得汤反剧"。胃中有寒,膈上有热,当寒热并用,可考虑用黄连汤。

> 曾治阎某,男,37岁。患十二指肠球部溃疡已一年有余,某医院外科建议手术治疗。其病发作常于每夜 12 时左右,见左下腹胀痛,呕吐反酸,周身寒战,头目眩晕。察脉弦缓,舌质淡嫩,苔白而润。从舌脉看,反映了肝胃寒邪上逆之象。子夜为阴盛之极,故病发胀痛、呕吐;阴来搏阳,故寒战。为疏吴茱萸汤:
>
> 吴茱萸 12 克,生姜 12 克,党参 9 克,大枣 12 枚。
>
> 服二剂,诸证皆减,唯大便干,原方加当归 9 克,服 12 剂,病愈。

(八)辨阳明病蓄血证并治

阳明蓄血,是指血蓄在胃肠,故见大便虽硬反易,与太阳蓄血见少腹急结者不同;"血主濡之",阳明蓄血在肠,因有血之濡润,故其人"屎虽硬,大便反易",色如黑漆,与阳明胃家实大便硬、燥屎难下者不同。阳明蓄血是由于离经之血不能及时排出,从而形成"久瘀血"。瘀血与热相结,上熏于心,则神识不聪,故其人喜忘。喜忘,即善忘,指应酬答对失常,语言动静随过随忘。阳明蓄血,亦当以抵当汤攻逐瘀血。

若病人无头痛、恶寒之表证,亦未全备可下之里证,唯有发热至七八日不解,当考虑热结在里,此时脉虽浮数,亦不可发汗;若其人不大便,亦可用承气汤攻下。假如已下,脉不浮而数不解,说明阳明气分之热已除,血分之热未解。这里的血热,是阳明的久瘀而又与热结,故有"合热则消谷喜饥"的证候,与腑实燥结之不能食不同;热灼津伤,则大便硬而不下;瘀血濡润,故大便色漆黑而反易,也与阳明腑实大便燥结难下有别。瘀血与热内结于阳明的,治宜抵当汤。若上述脉数不解,大便不成硬而是下利不止,则属协热利,由于热灼阴络,腐败成脓,终必有大便脓血之患。以上同是下后见脉数不解,但一个是内有瘀血不大便,另一个是协热下利便脓血,其证不同,治亦不同,前证可用抵当汤,后证就不能再用抵当汤。

(九)湿热发黄证治

阳明病热盛津伤而从燥化,则大便秘结不通而成胃家实证;若阳明病津液未伤,热与湿合从湿化,则小便不利而成湿热发黄。

阳明病由于内热蒸腾,见发热、汗出、小便数多,热与津液能外越,无湿热蕴郁,故"不能发黄";若虽有里热而被湿引,不能迫使津液外渗,因而不得汗出或只是头上出汗,颈项以下无汗;湿被热引则小便不利;湿热不能外出,热郁于里,则渴引水浆,心烦懊恼;湿阻于内,故腹微满;湿热蕴结,胆液疏泄不利,则可发为黄疸。因湿热发黄,其色鲜明如橘子色,故称为"阳黄",治以茵陈蒿汤。

茵陈蒿汤由茵陈、栀子、大黄组成。方用茵陈清热利胆以退黄,大黄泄热导滞,栀子清利三焦湿热。三药合用,可使瘀热湿浊从小便排出,故《伤寒论》说服药后"小便当利,尿如皂荚汁状,色正赤。一宿腹减,黄从小便去也"。本方在临床上用治多种肝胆疾患所引起的黄疸,只要是属于阳黄者,均有效。若兼见胁肋胀满或疼痛的,可加柴胡、黄芩;呕恶者,加半夏、生姜;两足发热,加知母、黄柏。

曾治刘某,男,14岁。春节期间食荤腥,又感外邪,始则发热恶寒,不欲饮食,小便黄赤,心中发烦,继则全身面目皆黄染,体疲无力,懒动懒言。脉弦而滑数,舌苔黄腻。此证为外感邪热与内湿相合,蕴郁不解而为黄疸。

为疏:茵陈30克,大黄9克,山栀9克,凤尾草9克,土茯苓12克,草河车9克。

　　此方加减进退,共服八剂,黄疸退。

　　若病黄疸,湿热相蒸而里未实,身虽热而腹不胀满,或者用茵陈蒿汤以后余热未尽,其人尿黄、心烦,属湿热郁于三焦不解的,可用栀子柏皮汤治疗。栀子柏皮汤由栀子、黄柏、炙甘草组成。栀子泄三焦郁热从小便出,黄柏清热燥湿,甘草和中健脾且制苦寒伤胃。根据临床经验,本方用治肝炎的黄疸,与茵陈蒿汤交替使用,常收到较满意的疗效。

　　湿热发黄:也有因表邪不解,汗不得出而郁热在里,与湿相合,蕴蒸而成为黄疸的,必见脉浮、发热、恶寒等表证,治以麻黄连轺赤小豆汤,外解散在表之邪,内清利湿热之郁。麻黄连轺赤小豆汤由麻黄、连轺、杏仁、赤小豆、大枣、生梓白皮、生姜、炙甘草组成。因有表邪,汗不得出,而郁热在里,故用麻黄、杏仁、生姜宣肺以发表;湿与热合而为黄疸,故以赤小豆、连轺、梓白皮清利湿热;大枣、甘草甘温悦脾,健脾和中,扶正以祛邪。方中连轺,原为连翘根,今多以连翘代;梓白皮有一定的催吐作用,应慎用,现常以桑白皮代。

　　以上所述治疗黄疸之三方,就其作用来讲:茵陈蒿汤是泻热,栀子柏皮汤是清热,麻黄连轺赤小豆汤是散热,临证时当审其病位所宜而选用。

(十)阳明病的预后

　　阳明病主要是实热阳证,虽然邪气实但正气亦盛,故治疗得当,一般预后良好,极少死亡。但如果治不及时,或治疗不当,以致邪实正虚,也会出现气脱、阴竭等险证,甚至死亡。有关阳明病的预后,在前边可下与不可下的辨证中亦有所涉及,这里就不再重复了,下面再补充几个例证:

　　阳明病,外邪初传于胃而化热,热则消谷,故欲食;如果邪热结聚成实而化燥,则小便数多而大便当硬,今小便反不利而大便自调,说明湿热内蕴而不成实;湿流关节,筋脉不利,故骨节疼痛;湿热蕴郁熏蒸,则"翕翕然如有热状"。热能消谷而欲食,反映了其人阳气旺盛;水谷进则正气充,正气充盛就能驱邪外出,湿热邪气得以外越,则患者可忽然见狂躁、濈然汗出而病愈。《伤寒论》在解释本证的自愈机制时指出:"此水不胜谷气,与汗共并,脉紧则愈。"这里的脉紧,有的注家认为是脾胃之气旺盛的表现,因脾胃气盛能驱湿热与汗共并而出,故病愈。

阳明病有实有虚,故其证可见谵语与郑声。谵语是患者在神识不清情况下的胡言乱语,其特点是语无伦次、声长而壮,为热盛神昏的一种表现,属于实证;郑声也是神识昏迷状态下的一种胡言乱语,其特点是语言重复、声音短而细微,常见于心气内损、精神散乱的危重阶段,属于虚证。若阳明病见直视谵语,主燥热盛而阴精伤,精不灌目,目系急而不转。如在前证基础上更见喘满的,说明阴气竭、阳气亦无所依附而脱于上;如不见喘满而见下利,则是脾气不收,气陷于下。这两种情况预后均不好,故《伤寒论》说"喘满者死,下利者亦死"。

　　本太阳病,发汗过多,因而转属阳明,若再重发汗,不仅竭其阴,而且亡其阳。胃中燥实不除,故神昏谵语;若脉见滑而有力,或长大而盛者,为脉证相符,病虽甚而不死;若见脉短,是为邪热盛而正气衰,阳证见阴脉,预后多不良。

五、辨少阳病脉证并治

少阳属胆与三焦，与手足厥阴相为表里。少阳虽亦属三阳之一，但其抗邪能力不如太阳、阳明。太阳主表，阳明主里，少阳主半表半里。太阳经行于背，阳明经行于腹，少阳经行于身侧，居于太阳、阳明两经之间，外则从太阳之开，内则从阳明之合，从而起到枢机的作用，故《素问·阴阳离合论》说"少阳为枢"。

少阳病可从他经传来，也可由本经起病。由于邪气结在胁下少阳胆经部位，正邪斗争于表里之间，故表现为往来寒热、胸胁苦满、口苦、咽干、目眩等证候。

太阳病邪在表宜汗，阳明病邪在里宜下，少阳病邪在表里之间，故汗下皆在所禁忌，当以小柴胡汤和解为正治之法。至于少阳病的各种兼夹证，则另有相应的权变治法。

（一）少阳病辨证纲要

少阳胆与三焦，内寓相火。胆附于肝，其性主疏泄。三焦为气机通行的道路。少阳受邪，气郁不疏而化火，胆火循经上炎，则见口苦；灼伤津液，故咽喉干燥；肝开窍于目，少阳、厥阴风阳上扰，故目眩。因少阳病以疏泄不利、风火内动为其病变特点，以口苦、咽干、目眩为主要临床表现，所以《伤寒论》以"少阳之为病，口苦，咽干，目眩也"作为少阳病的辨证纲要。

（二）少阳病的正治法

太阳病伤寒或中风经过五六日，若见"往来寒热，胸胁苦满，嘿嘿不欲饮食，心烦喜呕"等证，是为邪传少阳。

病邪结于少阳胁下部位，正邪分争在表里阴阳之间，邪气进而入阴则恶寒，正气胜而抗邪出于阳则发热。由于邪有进退，正有胜负，故患者时而发热时而恶寒，寒来热往，热来寒往，寒热交替出现，即为往来寒热。少阳经脉从缺盆下腋，循胸过季胁，受邪则经气不利，郁而不舒，故见胸胁满闷；少阳气郁，疏泄失职，则精神沉默抑郁，郁而化火则见烦躁起急；"邪在胆，逆在胃"，少阳受邪，疏泄不利，进而影响脾胃消化功能，则不欲饮食，甚或胃气上逆而频频作呕。又因少阳居半表半里部位,其气有乍进乍退之机,故其病情亦变化多端,表现许多或见之证:如热郁于胸中而不及于胃,则胸中发烦而不呕;若邪热耗伤津气,则口渴;若气机不舒而血脉不利,故见腹中痛;邪气结聚而及于肝,故胁下痞硬而有形;三焦水道不通利,水饮内停而上凌,故心下悸、小便不利;若邪偏于表,故口不渴、身有微热;邪气犯于上,肺气不利,则见咳嗽。在少阳病上述诸证候中,往来寒热既不同于邪在太阳之发热恶寒,也不同于邪入阳明之但热不寒,而胸胁苦满,也反映了少阳证不同于太阳病的头项强痛和阳明病的腹中胀满,因而,往来寒热和胸胁苦满这两个证候对诊断少阳病有典型意义。少阳病当治以和解之法,方用小柴胡汤。

小柴胡汤由柴胡、黄芩、半夏、生姜、人参、炙甘草、大枣组成。柴胡配黄芩,以清少阳经腑之热,并疏泄肝胆之气郁;半夏配生姜,能散能降,外散其结,内降其呕;人参、甘草、大枣甘温补脾,助正祛邪,以防邪传太阴。此方能升能降,能开能合,祛邪而又扶正。因其不经汗、下手段,而以清透疏通作用达到祛除病邪的目的,故将这种治法称为"和解"法。若其人心胸发烦而不呕,为痰热蕴于胸,当去人参之补、半夏之燥,加瓜蒌实清热祛痰开结;口渴者,为邪热损伤津气,故去半夏之燥,加用人参的剂量,协同瓜蒌根以滋气液之不足;腹中痛,是肝脾不和,木郁乘脾,血脉不利,故去黄芩之苦寒,加芍药以平肝、和血脉而止腹痛;胁下痞硬,为邪气结聚而坚凝,故去大枣之甘缓,加牡蛎咸寒以软坚消痞;心下悸、小便不利,为水邪内停,气化不行,故去黄芩之寒凝,加茯苓淡渗以利水;外有微热而口不渴,为表邪未解,故去人参之补,加桂枝以解表邪;咳者,是寒邪客肺为病,当去人参、大枣之滞气,易生姜为干姜,再加五味子以温肺散寒。

《素问·评热病论》说:"邪之所凑,其气必虚。"这一论点在少阳发病过程中得到了很好的体现。《伤寒论》说:"血弱气尽,腠理开,邪气因入,与正气相抟,结于胁下。"指出当人体气血虚弱时,腠理不固,正气无力抗邪,邪气侵入,直接结于胁下,发为少阳病。由于正邪交争,故表现为往来寒热,发作与休止有一定的时间;肝胆气郁,则神情默默而不欲饮食。由于脏腑通过经脉的络属而相连,因此脏腑为病也要相互影响,随着邪气的深入,疾病也要从腑入脏,向更深一层发展:邪从外来其位高,病在于里叫"痛下",正气拒邪于上,必上逆而作呕。如《伤寒论》所说"正邪分争,往来寒热,休作有时,嘿嘿不欲饮食,脏腑相连,其痛必下,邪高痛下,故使呕也",就是对上述少阳病证病变机制的精辟分析。

若本为太阳病,而邪气内传少阳,则见胁下硬满而痛,干呕不能食和往来寒热,此时,如未经吐下等误治,其脉沉弦而紧的,说明邪气已全部离开太阳转入少阳,治疗当以小柴胡汤和解;若上述证情已经吐、下、发汗、温针等治法,而柴胡证已罢,却见谵语,这是属于正伤邪留所致的坏病,当仔细审察病因、脉证,知犯何逆,以法治之,因此不能再用小柴胡汤;若虽经误治,但柴胡证仍在的,说明病位、病机没有改变,仍可复与柴胡汤和解,但由于是误治正伤之后再进柴胡汤,正气得药力的帮助,奋起抗邪,驱邪外出,因而"必蒸蒸而振,却复发热汗出而解"。关于战汗作解,临床上可见于以下几种情况:有误治后而正气仍能抗邪于外,见战汗病解的;有邪陷于里,而正气复能拒邪外出,见战汗而解的;亦有服药之后,或借助于饮食,使正气得助而拒邪外出,见战汗作解的。临证时当具体分析,区别对待。

由于小柴胡汤能和解少阳半表半里之邪,故它还能治疗阳微结的病证。"阳微结"是指阳热之邪微结,其证候表现既有头汗出、微恶寒的表证,又有手足冷、心下满、口不欲食、脉沉细而大便硬的里证。大便硬为阳结,主邪热传于里,然以外带表邪,则邪结犹浅,故谓阳微结。脉沉虽为在里,但也不能误认为是纯阴结。"纯阴结"是指少阴阴寒的凝结,纯属里证,不见表证。因为"阴不得有汗",即病在阴经均不见汗出,而此证却有汗出,故虽见脉沉紧,亦不能断为少阴病,而属于"半在里半在外"的病证,亦当用小柴胡汤和解表里。若服小柴胡汤后,表邪解而里气未和,其病尚不了了的,可微通大便,使之"得屎而解"。

伤寒脉弦,为邪传少阳之征。若脉浮取涩滞,沉取弦劲,是脾虚而肝胆气郁的表现。脾虚肝郁,以致气血不能流畅,故见腹中急痛。根据"见肝之病,知肝传脾,当先实脾"的治疗法则,可先以小建中汤缓中补虚以止痛;如果服药后,腹痛仍不见好,则还要以小柴胡汤疏利肝胆,其病可愈。

若少阳病外兼太阳之表,内兼阳明之里,半表半里枢机不利而兼表里不和,亦应以小柴胡汤和解。如太阳伤寒,病已四五日,证见身热、恶风、颈项强,是太阳之邪未解;又见胁下满、手足温而渴,说明邪热不独在太阳,而且已浮泛于少阳、阳明二经。三阳经证俱见,当治在少阳,少阳枢机一利,则三阳之邪均可相应而解。本证可用小柴胡汤去半夏,加瓜蒌根、牡蛎以和解表里,生津滋液。

下面举许叔微治疗的两个病例说明小柴胡汤的用法。

"董齐贤病伤寒数日,两胁挟脐痛不可忍,或作奔豚治。予视之曰:非也。少阳胆经循胁入耳,邪在此经,故病心烦、喜呕、渴、往来寒热、默不能食、胸胁满闷,少阳证也。始太阳传入此经,故有是证。仲景云:太阳病不解,传入少阳,胁下满干呕者,小柴胡汤主之。三投而痛止,续得汗解。"(引自《伤寒九十论·伤寒胁痛证第六十四》)

"酒家朱三者,得伤寒六七日,自颈以下无汗,手足厥冷,心下满,大便秘结,或者见其逆冷,又汗出满闷,以为阴证。予诊其脉,沉而紧。曰:此证诚可疑,然大便结者,为虚结也,安得为阴?脉虽沉紧,为少阴证,然少阴证多矣,是自利未有秘结。予谓此半在表半在里也,投以小柴胡汤,大便得通而愈。"(引自《伤寒九十论·手足逆冷证第七十九》)

小柴胡汤是治疗少阳病的主方。本节介绍的少阳病正治法,即小柴胡汤的应用。由上所述,可以看出:小柴胡汤证的见证甚多,但在临床运用时,也不必等诸证俱备才能用,只要见往来寒热、胸胁苦满等一两个主证即可投以小柴胡汤,所以《伤寒论》提出"伤寒中风,有柴胡证,但见一证便是,不必悉具"。

(三)少阳病治疗禁忌

邪在表,当发汗以祛邪;邪在里,当泻下以去实;邪在少阳,非表非里,属于半表半里,只能用小柴胡汤和解表里,而汗、下之法皆在所禁忌。邪在上者,"因而越之",当用吐法,而少阳之邪在表里之间,故吐法亦不能用。再者,少阳病无论经证还是腑证,都应治以和解之法,用小柴胡汤,这和阳明经证可汗、腑证可下的治法亦不相同。

如少阳病见耳聋、目赤、胸满而烦等证,是属邪热客于少阳经脉为病。少阳胆经起于头目,环绕于耳前后,入胸中。邪热循经上扰,经气不利,故见耳聋、目赤、胸满而烦等证,当治以小柴胡汤和解少阳在经之邪,不能用吐、下的方法治疗。若误治以吐下,必耗伤气血,导致心虚而悸,胆虚而惊。

头痛发热见浮脉,是病在太阳,为表证不解,当发汗解表;若脉不见浮而见弦细,说明病已转属少阳,因"少阳不可发汗",故不能再用发汗的方法治疗,应该用小柴胡汤和解。少阳为病,内有邪热,若解表发汗不仅无益于少阳,而且会助热伤津,津伤化燥,邪陷于胃,可发生谵语。如果其人津液能自然恢复,使胃中阴阳自和,则谵语亦可不治自愈;如果胃中津液不能自和,燥热邪气不解,不但谵语不愈,而且要导致邪实正虚,更见心烦、心悸等证。

以上介绍了少阳病禁汗、禁吐、禁下,以及汗、吐、下后引起的变证。根据临床观察,凡少阳病误治之后,若其人能食而胃气不败的,预后多好;若水浆不入,胃气已败,预后多不良。

(四)少阳病机进退

少阳不但居于表里之间,而且位于阳经之末、阴经之始,故凡邪气出入进退,如表邪入里,或阳邪入阴,莫不与少阳有关。少阳主枢,除主表里之枢外,亦主阴阳之枢。

少阳主枢,具体反映在脏腑经络病变的相互影响上。"邪在胆,逆在胃",即指出少阳病必然要影响脾胃的功能;而脾胃功能是否健全,又是判断表邪是否入里、阳病是否转阴的重要标志之一。如《伤寒论》所说"伤寒六七日,无大热",反映了表邪入里;而"其人躁烦",则标志着邪聚阳明,将形成胃家实热证。在表之邪所以能内传阳明,即"阳去入阴",实与少阳枢机不利,不能透达表里之邪有关。正因为少阳枢机具有疏通、调节表里内外的作用,所以当三阳合病,脉见浮大,上关上(浮为太阳之脉,大为阳明之脉,关上是为少阳所属部位);三阳热盛,热壅神气而使人"但欲眠睡";阳盛迫阴,故见睡则汗出等证时,既不能汗解,也不能用下法,唯有用小柴胡汤和解以利枢机,枢机利则表里之邪得以透达,其病自愈。这就是三阳合病治在少阳的道理所在。

少阳枢机不利,不仅可使表邪入里而内传阳明,亦可使病证由阳转阴,进一步发展成为三阴病。但能否传入三阴,也要看患者脾胃功能是否旺盛。若"伤寒三日,三阳为尽,三阴当受邪,其人反能食而不呕",说明脾胃功能尚好。太阴脾为三阴之屏障,能食而不呕,反映了太阴脾气健旺,太阴不病则少阴、厥阴亦不会发病,故谓"三阴不受邪也"。如果此时其脉由大变小,说明邪气亦衰,疾病向好的方面发展,所以说为"欲已也"。

(五)少阳病权变治法

少阳病禁汗、禁下,宜以和解之法治疗,此言其常;但少阳病又有兼太阳、阳明等证,故又有可汗、可下等权变治法,现分述如下。

1. 柴胡桂枝汤证

伤寒六七日,病处传变之时,若仍见发热、微恶寒、四肢关节疼痛而烦,说明邪在表而"外证未去";同时,又见恶心欲呕、心下或连及两胁满胀堵闷,反映邪已向里发展而入少阳。先病太阳,又并少阳,而太少之邪俱不甚,故治以柴胡桂枝汤两解太少之邪,以和枢机。

柴胡桂枝汤由柴胡、桂枝、芍药、黄芩、人参、甘草、半夏、生姜、大枣组成。本方即柴胡桂枝各半汤,为太阳、少阳并病而设。方用小柴胡汤疏解少阳之邪以利枢机,桂枝汤调和营卫以解太阳在表之邪。服后或出微汗则愈。

2. 大柴胡汤证

若太阳病过经而传变为其他经的病证,当未具阳明里实证时,本不应用攻下的方法治疗。医生不明这个道理,竟两次三番用攻下的方法治疗,如果下后,柴胡证即少阳证仍在的,还应先与小柴胡汤和解,俟其蒸蒸而振,却发热汗出而解;若服小柴胡汤,呕仍不止且更甚,心下胃脘部疼痛紧张而拒按,烦躁郁闷也特别厉害,这说明少阳之邪不仅未尽,而且更兼阳明里实热结,此时当治以大柴胡汤两解少阳、阳明之邪为宜。

大柴胡汤由柴胡、黄芩、半夏、生姜、枳实、大黄、大枣、芍药组成。本方为小柴胡汤减去人参、甘草的补益,加大黄、枳实、芍药酸苦而泻,以下阳明燥结,同时倍用生姜以治呕不止,且可制约大黄之速下。

曾治患者李某,女,54岁。右胁疼痛,掣及胃脘,痛不可忍,满床乱滚,汗出淋漓,唯注射盐酸哌替啶(杜冷丁)方可勉强止痛。其人体肥,面颊潮红,舌根黄腻,脉沉弦滑有力。问其大便已四五日未解,小便黄赤,口苦泛恶,不能饮食。经西医检查,诊断为胆囊炎,亦不排除胆结石。

据笔者分析,实为肝胃气火交郁,气血阻遏不通,故胁、脘疼痛难耐,大便不通,苔黄腻,脉有力,主里已成实,非攻下不能已。

为疏:柴胡18克,黄芩9克,半夏9克,生姜12克,白芍9克,陈皮12克,枳实9克,生大黄9克,生牡蛎12克,郁金9克。

药煎成分三次服,一服痛止,安然入睡;再服,大便解下甚多,心胸甚爽,疼痛未发,口苦、恶心皆除,切其脉转软。换方用调理肝胃之法获效。

3. 柴胡加芒硝汤证

如果上述大柴胡汤证，不用大柴胡汤治疗而用巴豆制剂的丸药泻下，这样，大便虽得以泻下，但胃中燥热不能解，自然少阳之邪就更不能解，因而见"胸胁满而呕"的少阳证和"日晡所发潮热"的阳明证。这种大柴胡汤证却用巴豆制成的"丸药"泻下，在治法上是错误的，不仅不能祛邪，反而会更增阳明燥热。此时虽见下利，亦不属虚，乃是实象。特别是见到潮热一症，更可确定为阳明腑实无疑。此证当先用小柴胡汤以解少阳经邪，然后再用柴胡加芒硝汤兼治阳明之里实。

柴胡加芒硝汤即小柴胡汤加芒硝。方用小柴胡汤以解少阳之邪，加芒硝泄热软坚以润阳明胃燥。本方用量小，又不去人参、甘草甘缓之品，故其泻下作用较大柴胡汤为轻。

以上介绍的柴胡桂枝汤有汗法之意，大柴胡汤有下法之意，柴胡加芒硝汤有调和胃气之意。但上述三方均是在小柴胡汤和解少阳的基础上加减化裁而成，故又非一般发汗、泻下可比。因此，尽管用汗、用下，但并不失少阳之禁，其立法用方之意，使人玩味无穷。

4. 柴胡桂枝干姜汤证

少阳主枢，介于表里、阴阳之间，影响于阳明、太阴之胃与脾。少阳枢机不利而兼胃家实热的，属大柴胡汤证，已如前述；若兼有太阴脾虚寒的，则属柴胡桂枝干姜汤证。

柴胡桂枝干姜汤证可续发于太阳病。如伤寒五六日，已发汗不愈，而又用攻下，以致邪陷少阳，气郁不舒，故胸胁满微结；胆火上炎而灼津，故心烦、口渴；热郁不得宣泄而上蒸，故但头汗出；正邪分争，故往来寒热；无关于胃，故不呕；三焦气机阻滞，所以小便不利；内伤脾气，太阴虚寒，故见腹满或大便溏泄。此证是为胆热而脾寒，故治应清少阳之热，兼温太阴之寒，用柴胡桂枝干姜汤。

柴胡桂枝干姜汤由柴胡、黄芩、天花粉、牡蛎、桂枝、干姜、炙甘草组成。本方亦由小柴胡汤加减化裁而来。《伤寒论》中，小柴胡汤有"胸中烦而不呕者，去半夏、人参，加栝蒌实一枚；若渴，去半夏，加人参合前成四两半，栝蒌根四两"的加减法，今见心烦、口渴而不呕，故减去人参、半夏，加栝蒌根以滋津液而胜热。"若胁下痞硬，去大枣，加牡蛎"，今胁下满微结，即为痞硬之征，故去大枣加牡蛎。"若心下悸、小便不利者，去黄芩，加茯苓"，今虽小便不利，但心不悸而见烦，说明津少而有热，并非蓄水，故留黄芩使其清热；无水邪，故不加茯苓。以干姜易生姜，并加桂枝，取其辛温散结，温中散寒以行气津，故初服药可见微烦，再服则表里和、阳气通、津液行，因而"汗出便愈"。

> 　　有患者刘某，男，36岁。因患肝炎住某传染病院，症见：肝区疼痛绕于后背，腹苦胀满，尤以下午为甚，大便溏泄，每日三四次，饮食衰减，体疲乏力。脉沉弦而缓，舌淡苔白。查肝功能：丙氨酸氨基转移酶22单位／升，麝香草酚浊度试验8单位，麝香草酚絮状试验正常。
>
> 　　此证肝热而脾寒，中气不运，清阳不升，是以腹胀而便溏，肝气疏泄不利，血脉不和，故肝区作痛绕于后背。脉见弦缓，舌淡苔白，太阴虚寒之象已露，宜治以柴胡桂枝干姜汤。
>
> 　　柴胡9克，黄芩3克，干姜6克，桂枝6克，天花粉12克，牡蛎12克，炙甘草10克。
>
> 　　服三剂，腹胀明显减轻，大便次数减少，饮食好转。

　　《伤寒论》在少阳病的变治法中，提出大柴胡汤和柴胡桂枝干姜汤，这两个方子可以说是并行不悖的。实践证明，凡少阳而兼阳明实热，则当治以大柴胡汤；若兼太阴虚寒，则非柴胡桂枝干姜汤而不能治。

　　5. 柴胡加龙骨牡蛎汤证

　　伤寒八九日，邪未传里成实，误用下法，导致邪气内陷，使三阳均受邪扰。少阳胆气被郁而失于决断，故见胸满烦惊；太阳之腑受邪，气化不行，故小便不利；阳明燥热成实，故见谵语。由于三阳皆受邪气，使太阳不开，阳明失合，而少阳枢机亦不利，故其人"一身尽重，不可转侧"。三阳俱病，主要应治在少阳，兼以泻热镇惊，用柴胡加龙骨牡蛎汤。

　　柴胡加龙骨牡蛎汤由柴胡、龙骨、黄芩、生姜、铅丹、人参、桂枝、茯苓、半夏、大黄、牡蛎、大枣组成。本方以小柴胡汤为主要部分，而解少阳表里错杂之邪；去甘草之缓滞，可使邪气速去；加桂枝、茯苓行太阳之气而利小便；加大黄以泻阳明热实而治谵语；加龙骨、牡蛎、铅丹镇肝胆以止烦惊。三阳热邪得解，气血流通，其身重等证也随之而愈。

　　本方在临床上用治精神分裂症有一定疗效，凡是肝胆气郁而致精神失常，并有胸胁满闷、口苦、惊怖不安、大便干或不爽等症者，即可使用。

铅丹有毒,用量不宜大,也不可常服,应包煎。

> 曾治张某,男,12岁。患舞蹈症一年有余,屡治不效。就诊时,患儿手舞足蹈,跳跃不休,令人望而烦乱。脉弦滑,苔白腻。
>
> 其证属肝胆火郁而动风,痰热扰神而躁动不安,用柴胡加龙骨牡蛎汤,更加胆星、竹茹、天竺黄等清痰热熄风之品。
>
> 进十数剂而躁止神安。

(六)热入血室证治

热入血室是妇女月经期间感受外邪,邪热与血相互搏结而成的一种病变。因其证见胸胁满、寒热往来,病属少阳,故在本篇介绍。

关于血室,有人认为是冲脉,也有人认为是肝脏,但多数人认为就是胞宫,即子宫。胞宫有主月经和孕育胎儿的作用。由于"冲为血海""肝主藏血",正常的月经与胎儿的孕育均有赖于血液的供应与营养,故胞宫(血室)无疑与冲脉和肝脏有着密切的关系。当妇女正来月经,或月经刚刚来过,或是产后,由于血室空虚,即"血弱气尽,腠理开,邪气因入,与正气相抟",热与血结,影响了肝胆的疏泄功能,因而发生热入血室病证。由于邪热内陷的深浅不同,故热入血室表现的证候也不一样。

如妇人患中风或伤寒,见发热、恶寒等太阳表证,这时又来月经,由于血室空虚,表邪乘虚内陷血室。表邪入里与血结,故热除身凉而脉迟;血室受邪,肝胆疏泄不利,气血不和,故见胸胁下满,状如结胸;血热扰心,则可发生谵语。本证邪结偏于里,故用刺期门的方法,以泻肝经实热。

若妇人中风或伤寒至七八日之久,连续发作定时的寒热,虽得病之初,月事已来,但既病之后经水适断,说明表邪内陷,热入血室。热与血结,滞而不行,故经断;正邪交争,影响了少阳枢机不利,故往来寒热,像疟疾一样而发作有时。治疗用小柴胡汤,疏解血室之邪热,以利少阳之枢机。因经水适断的"热入血室,其血必结",故用小柴胡汤治疗时,可酌加生地、丹皮、桃仁、红花、赤芍等清热凉血、活血化瘀药物。

热入血室还有表现为妇人患太阳伤寒,由于经水适来,邪热乘虚而内陷;因为心主血,血属阴,夜为阴,血热扰心,入夜则神识昏糊,"谵语,如见鬼状";气分无病,故白天神志明了。邪热内陷,入于血室而不在胃,故不能用承气汤攻下；邪已离表，当然也不能再用解表的方法治疗，所以《伤寒论》提出"无犯胃气及上二焦"的治疗禁忌。同样道理，若妇人患阳明病而见经行下血，热入血室，发生谵语、头汗出等证，当用刺期门以泻肝经实热的方法治疗，不能误认为是胃家实热而施以攻下。

六、合病、并病

(一)太阳阳明合病

太阳与阳明二经同时受邪,相合为病,就叫做太阳阳明合病。二经合病,邪气多较为盛实,常见于以下几种情况。

既有脉浮、发热、恶寒、无汗、头项强痛的太阳经证,同时也见缘缘面赤、目痛、鼻干等阳明经证,并且由于太阳与阳明经表受邪,气实于表而不能主里,影响阳明胃肠之气不和而见下利或呕逆;或只表现为太阳经表证,同时因表邪太盛而内迫胃肠,上逆则呕,下奔则利;以上两种情况均属于太阳阳明合病。因胃肠之里不和主要来自于表邪郁闭,故治疗当解表以和里。见下利的,用葛根汤解表、升清阳以止利;"不下利,但呕者",用葛根加半夏汤解表和里,降逆止呕。

还有一种是太阳表不解,肺气不宣,影响大肠腑气不得通降,见喘而胸满、不大便的,因并非里实,故不可攻下,可以麻黄汤解表宣肺;肺气得以宣降,则喘满、不大便随之可愈。

(二)太阳少阳合病

太阳少阳合病指两经同时受邪,相合为病,既见太阳表证,又见少阳半表半里证。前面介绍的柴胡桂枝汤证,也可以看做太阳与少阳合病而偏于表邪盛的一种类型。若太阳与少阳合病,以少阳半表半里之热邪为主,邪热下迫于肠,则见腹痛、下利;上迫于胃,则可见呕逆。其病主要在少阳,故汗下均非所宜,可用黄芩汤清泄少阳邪热以止利;若呕者,可用黄芩加半夏生姜汤清泄少阳,降逆和胃以止呕。

黄芩汤由黄芩、芍药、炙甘草、大枣组成。黄芩清泄少阳邪热,兼清大肠之热;芍药调血和肝而敛阴,合甘草可缓急止痛;大枣合甘草,可健脾和中。半夏、生姜善能散饮降逆以止呕。黄芩汤治热痢有很好疗效,后世许多治痢疾的方子多由其化裁而来,有"治痢祖方"之称。

(三)阳明少阳合病

阳明少阳合病亦见下利。但因脉见滑数,主内有宿食,也就是病变偏于阳明,故当以大承气汤泻下。以方测证,可知阳明少阳合病之下利,属于热结旁流,并应兼见腹满疼痛拒按、潮热、手足濈然汗出等证。此时虽有少许少阳证存在,亦不必有所疑虑,而当从阳明论治施以攻下法。《伤寒论》提出的"脉滑而数者,有宿食也",就是可下的依据。但由于少阳属木,阳明属土,两者之间有其制约的关系,其病变亦互相影响。若病下利,见滑数或沉实的阳明里实脉,为脉证相符,即阳明"不负"为顺,则可用攻下;若见少阳脉弦,是为木来乘土,"互相克贼,名为负也",主阳明胃气不足,少阳邪气为甚,就不能施以攻下之法。

(四)三阳合病

太阳、阳明、少阳三阳经同时受邪而俱病,称为"三阳合病"。前面少阳病篇介绍的"三阳合病,脉浮大,上关上,但欲眠睡,目合则汗",是病变偏于少阳枢机不利,故治以小柴胡汤和解表里。若三阳合病,偏重于阳明热盛的,则见证与治法均与前者不同。由于三阳之热偏结于里,故见腹满;太阳主背,阳明主腹,少阳主胁,三阳俱为热邪所困,则一身尽重,难以转侧;胃气通于口,胃热甚则口不知味;阳明经循于面,热邪郁蒸则面污垢不泽;胃热扰心,故见谵语;热迫膀胱失约,因而遗尿;热蒸津液外泄,所以自汗出。综合上述见证不难看出,虽属三阳合病,而邪热却偏盛于胃,因此治疗当从阳明热证下手,用白虎汤。如果不清阳明之热,而发太阳之汗,则津液愈伤,燥热愈甚,必更增谵语;本证虽热盛阳明,但并未形成腑实,因而也不宜攻下,若误下伤阳,则可引起手足逆冷,额头生汗的亡阳之变。

(五)太阳阳明并病

本太阳病,因汗出不彻而转属阳明,同时太阳表证仍在,则为太阳阳明并病,《伤寒论》中又称"二阳并病"。太阳阳明并病,由于太阳表证未能尽解,即"太阳病证不罢",故虽有阳明证,亦不可先用下法,应以小汗法轻透表邪。若发汗太过,则有增加阳明胃燥的弊病。若因汗先出不彻而转属阳明,内热外蒸则汗出,表邪入里而不恶寒,此时太阳表证已罢,可用调胃承气汤和其胃气则愈。若太阳之邪未传入阳明之腑,而传于阳明之经,症见面色缘缘正赤,说明在经之邪不解,阳气怫郁在表不得发越,当伴有发热、恶寒等表证,治疗应以葛根汤宣散阳明经阳郁之邪,或配合熏蒸的方法发其汗。假如施以上法而发汗仍不透彻,以致阳郁化热,可使人烦躁不安;邪气闭郁,不得外散而循经流行,营卫因之凝涩,故痛无定处,"乍在腹中,乍在四肢,按之不可得";外邪闭郁,肺气失宣,故"其人短气但坐"而不得卧;营卫凝滞,血脉运行不利,故脉涩滞而不畅。脉证相合,一派闭郁阻塞之象,溯其病源,皆由于汗出不彻所致。治疗当继续解表,以疏散营卫之邪,即"更发汗则愈"。

(六)太阳少阳并病

太阳病证未罢而并及少阳,是为太阳少阳并病,简称"太少并病"。头项强痛,是太阳病不解;头目眩晕甚则昏冒,是少阳见证;少阳气郁不舒,故胸脘(心下)痞硬,时如结胸。邪在太阳、少阳二经,虽有进一步内陷趋势,但心下痞硬并非阳明里实,所以本证既不宜发汗,也不能攻下,可采用针刺大椎、肺俞、肝俞的方法,以宣散太阳并疏泄少阳之邪。如果误用汗法,必助热伤津化燥而生谵语;若里未成实,仍见脉弦等少阳证者,又不能用下法,可刺期门以泻肝经实热邪气。如果误以心下痞硬为实,而用攻下,可导致邪热内陷而成结胸;或造成里虚气陷而下脱,出现"下利不止,水浆不下";正气内虚,邪热上扰,则"其人心烦"。总之,太少并病误下多产生不良后果,应当引起注意,故《伤寒论》特别强调"慎勿下之"。

(七)少阳阳明并病

少阳半表半里证不解,又涉及阳明之里病者,即为少阳阳明并病。《伤寒论》虽未明确提出"少阳阳明并病",但实际上这种病证是存在的,在前边所介绍的内容中也已有所论及。如"阳明病,发潮热,大便溏,小便自可,胸胁满不去者""阳明病,胁下硬满,不大便而呕,舌上白胎者",均有一定的少阳阳明并病的倾向。因其病虽有阳明证,但尚未成实,故仍宜以小柴胡汤和解表里,使其上焦得通,津液得下,胃气因和则愈,而不能过早地攻下。再如大柴胡汤证、柴胡加芒硝汤证,若来自少阳证不解,又并见阳明里实证者,亦可以说属于少阳阳明并病。

七、辨太阴病脉证并治

太阴病是三阴病的开始阶段。病入三阴,以虚寒病变为主。太阴病主要表现为足太阴脾的虚寒证。脾赖阳气运化,脾阳充盛,则水谷精微能够得到运化输布,以营养脏腑器官、四肢百骸;若脾阳虚衰,则中阳不运,寒湿不化,即可形成太阴病。

太阴病有传经而来的,有寒邪直中而成的,亦有因误治伤害脾阳而发病的,其临床表现以腹满时痛、食不下、呕吐、下利等症状为主。

三阴为三阳之里,而三阴亦自有表里,故风寒邪气所中,不一定全入于脏而表现为太阴脏病,亦有邪气在经而表现为太阴经病的。若既有经证,又见脏证,则为经脏表里俱病。同时,太阴与阳明为表里,"虚则太阴,实则阳明",故太阴病中,有兼及阳明燥化而出现腹满疼痛拒按的实证,因属太阴转系之邪,所以与阳明承气汤证又不尽相同。

太阴病的治疗以温中扶阳、运化寒湿为正治之法,至于或汗或下,则为随证施治之法。本篇先论脏病,次论经病,又次为经脏俱病,以示太阴病的重点所在。

(一)太阴病辨证纲要

脾主腹。太阴为病,无论传经,或寒湿直中,或误治损伤脾阳,凡致脾阳不运,寒湿内阻,无不表现为腹胀满;寒凝中州,所以在腹满的同时,还常兼见腹痛,且因属虚寒,故疼痛喜温喜按。脾与胃相表里,寒湿困脾,清阳不升,水谷不化,故见下利;寒湿犯胃,浊阴不降,胃气上逆,故而作吐。脾运不健,胃气呆滞,所以饮食不下。下利本属虚寒,越下利则虚寒越甚,因而上述诸证也就越加重。病属虚寒,治当温补,若误以实治而用苦寒攻下,则寒湿更加凝结,痞塞于胸膈,则见胸下结硬。《伤寒论》在太阴篇首提出"太阴之为病,腹满而吐,食不下,自利益甚,时腹自痛",正是抓住了太阴病证的主要特点,并以此作为太阴病的辨证纲要。

(二)太阴脏病证治

太阴脏病即脾虚寒证,其主要临床表现已如上述。三阴病均可见下利,但由于太阴病证属脾虚寒,中阳不运,寒湿不化,故其病虽见下利而口却不渴,故《伤寒论》中说"自利不渴者,属太阴,以其脏有寒故也"。寒者温之,虚者补之。太阴虚寒,治当温补,"宜服四逆辈",即四逆汤一类的温阳祛寒剂;具体地说,可服理中汤以温中散寒,健脾运湿。

理中汤(一名人参汤)由人参、白术、干姜、炙甘草组成。方用人参、炙甘草补脾气之虚,干姜、白术扶中阳以化寒湿之邪。本方既可做丸服,也可用作汤剂。服后片刻服热稀粥一碗,腹中由冷转温则病愈;如不温,可继续服药。若下利寒甚,属脾肾双虚的,可再加附子,兼温少阴肾阳。

太阴病有因误治而形成的。如本属太阳病,不发汗反用下法,致使里虚邪陷,转变成为太阴病。此证虽不见吐利,但出现腹满时痛的脾病证候,故亦"属太阴也"。治疗用桂枝加芍药汤,以调和脾家气血,缓解腹痛。桂枝加芍药汤即桂枝汤倍用芍药。方用桂枝汤调气血营卫以和中州阴阳,加重芍药用量以和血脉、缓急而止痛。

若腹满疼痛更甚,以致拒按,大便也不通利,即"大实痛者",说明里虚邪陷不仅转属太阴,而且又累及阳明,即见可下之实证,则当于上方中再加大黄以泻其实。桂枝加芍药汤再加大黄,即成为桂枝加大黄汤。本方用桂枝加芍药汤调和太阴脾家气血,用大黄泻下阳明胃腑实滞。然太阴病终不免脾虚不足,因此大黄、芍药等苦酸性寒药物应该慎用。如果患者脉弱无力,又见下利之证,虽有大实痛,此方亦不可用。倘若不得已用之,亦宜减少其用量。这是因为脉弱而便利,反映了患者胃气弱而不振,邪气不聚而易动,故治疗时只可缓图而不能峻攻。

脾与胃为表里,太阳病不解而邪内陷,既可转属阳明,亦可内连太阴。若其人小便数多,大便因硬,手足濈然汗出,是转属阳明的标志;若脉浮缓,不得汗出,小便不利,手足自温,身发黄,则为"系在太阴"。太阴为湿土,太阴受邪,热与湿合,湿热郁蒸,可发为黄疸。若小便自利,湿有出路,就不能郁蒸为黄。湿热相搏,至七八日,若见大便硬者,是湿邪化燥,即转属阳明;若不见大便硬,而出现暴烦下利,则是正气振作,邪气欲去之象,虽下利日十余次,终必自止。这是因为肠中有腐秽之物,当脾气恢复,能逐邪外出的时候则见下利,此时的下利是排除邪气的一种表现形式,与战汗有相似的意义;一旦邪气去而腐秽尽,下利亦必自然停止。由此可见,太阴病下利,其中有属于正气逐邪外出的,亦不可不知。

太阴病发黄的治法,可参照阳明病篇。属于寒湿发黄,即"阴黄"者,当治以温化;属于湿热发黄,即"阳黄"者,当治以清利。

(三)太阴经病证治

脾气行于四肢,风又善浸淫四末为病,故太阴中风,证见四肢疼痛得很厉害;四肢为太阴之表,内与太阴脾相合,即"脾主四肢"。若此时其人脉浮,浮主表,是太阴经表受邪,故仍可以桂枝汤发汗;若脉见"阳微阴涩而长者,为欲愈"。"阳微阴涩"指脉浮取而微,沉取而涩,是邪不盛而正亦不充之象。微、涩之脉,俱为阴脉。若在微涩脉中见有长脉者,则是正气来复、邪气衰退的表现,即阴病见阳脉,故曰欲愈。

(四)太阴经脏俱病证治

太阴经脏俱病为表里皆寒之证。脏有寒则下利、腹胀满,经有寒故肢体疼痛。经脏表里俱病,治疗当先温里,用四逆汤,里证愈而经表之邪仍不解,再用桂枝汤攻表。太阴经脏俱病,为什么要先温里而后再攻表呢?这是因为太阴脏气不充,外攻无力,若先发汗攻表,必致阳气外泄,里寒反增,故只有先温其里而后救其表,才能达到扶正以祛邪,邪却而正安的目的。

八、辨少阴病脉证并治

少阴包括手少阴心和足少阴肾,因此,少阴病也就是心肾疾患。

心主火,肾主水,心肾统摄人体水火阴阳之气。肾为阴阳之根,真气之所系。心火居上,肾水在下,心肾借经脉之通道,使水火上下交济,以维持人体的阴阳平衡。病至少阴,心肾功能受损,阴阳失去平衡,火衰者表现为阳虚寒证,水亏者表现为阴虚热证;若阴阳离决,精气脱竭,则可出现死证。

肾为主水之脏,少阴病阴阳失调而不能主水以行津液,又常见小便不利,水气泛滥的证候。

少阴与太阳为表里,故有邪在太阳而内及少阴的,亦有寒中少阴而仍外连太阳的表里同病。又因少阴居太阴与厥阴之间,少阴病可外合太阴见吐利,亦可内合厥阴见厥逆,故少阴有"主三阴之枢"的说法。

少阴病有来自传经的,有属外邪直中的,也有因误治损伤了心肾水火阴阳而形成的。

少阴病以阳虚的寒化证为主,以"脉微细,但欲寐"为主要临床表现。若寒化证见恶寒、身蜷、手足厥逆等证,则为病进;若更见下利、脉不至,则属病危。

少阴病治法:若属阳虚阴盛的寒化证,则应扶阳以抑阴,有水者当兼以化水;若属阴虚阳亢的热化证,则以育阴为主,有火者当兼以清火。由于少阴病以阳虚为主,故治疗当以回阳为急务。

(一)少阴病辨证纲要

少阴之为病,其阴阳皆虚,验之于脉,阳虚则脉微,阴虚则脉细,阴阳俱虚,故脉微细。少阴病以阳虚为主,故阳光不振,神疲多寐而又不能熟睡,表现为精神委靡昏沉,瞌睡不醒的"但欲寐"状态。

曾治过一位姓唐的老人,年逾古稀,冬月患外感,头痛发热,鼻流清涕。自服羚翘解毒丸,前后共进6丸,即觉精神甚疲,手足发凉。其子请笔者为之诊治。持脉未久,发现患者即侧头欲睡,脉不浮反沉,舌淡嫩苔白。笔者当即告诉病家：此证属少阴伤寒，肾阳已虚，如再进凉药恐生巨测，而治当急温，以回肾阳，予四逆汤。

服一剂则神转旺，再剂手足转温。从此例可以看出，"但欲寐"对少阴病确有极为重要的辨证意义。

"脉微细，但欲寐"，作为少阴病的辨证纲要，可以说是对少阴病脉证的总概括。但如果少阴病初受邪扰，正邪交争而少阴气馁，欲受不甘，欲拒而又不能，则见"欲吐不吐，心烦"；阳气为寒邪所困，阴气用事，则又"但欲寐"。此时，少阴主证已见，法当急温。若不能及时治疗，拖延至五六日，则必致邪入更深，正气益衰。肾主水，心主火。少阴心肾功能衰减，下水无阳以温则下利，上火无阴以济则口渴，水津得不到阳气的蒸化上承，势必干渴欲饮水自救。心烦、口渴引饮，颇似阳热之证；若真是阳热证候，则当大便干结、小便黄赤；而今却见下利、小便色白，说明并非实热，而是属于少阴虚寒，即如《伤寒论》中"下焦虚有寒，不能制水"的病变。

综上所述可知：凡少阴心肾阴阳俱虚，则必见脉微细，但欲寐；若下焦肾阳虚衰，心肾水火不相既济，则以烦渴、下利而小便色白为辨证要点。

（二）少阴病寒证

少阴寒证是少阴病的主要病变，证情变化多而复杂，且具有不少危重证候，故作为本篇的重点讲述。

1. 麻黄细辛附子汤证与麻黄附子甘草汤证

少阴与太阳为表里，有经脉相连而其气相通。若寒邪侵犯少阴，本不应见发热，而反见发热，说明是寒邪初犯，仍外连太阳；既外连太阳之表，则应见浮脉，而今却见脉沉，又反映了内系少阴，阳气不足，抗邪无力。少阴病"反发热，脉沉者"，是属太阳、少阴表里俱病，也就是"两感"证，治当温经散寒，表里兼顾，方用麻黄细辛附子汤。

麻黄细辛附子汤由麻黄、细辛、附子组成。方用麻黄发太阳之汗，以解在表的寒邪；附子温少阴之里，以扶阳气之虚；细辛专走少阴，能资助麻黄、附子以散表里之寒。三药配合，补散兼施，扶正以祛邪，虽发微汗，但无损于阳气，故为温经散寒之良方。

太阳、少阴的"两感"证，常见于年老体弱之人，因其阳气不足，卫外无力,故感受寒邪,则表里俱病。寒邪初犯,可用麻黄细辛附子汤;若已"得之二三日",虽寒邪并未尽入少阴之里,但应考虑正已转虚,因而就不宜再用麻黄细辛附子汤,当以麻黄附子甘草汤治疗。

麻黄附子甘草汤即由麻黄细辛附子汤去细辛,加甘草组成。去细辛,则减少了发散的力量,使之不伤正气;加甘草,则有助于扶正补虚。尤在泾说:"寒邪不可不发,而阴病又不可过发耳。"这可以说是由麻黄细辛附子汤变为麻黄附子甘草汤的用意。

上述少阴与太阳的表里皆病,应与"太阳病篇"的"病发热头痛,脉反沉"证候互参。彼以太阳为主,故曰"脉反沉",而此以少阴为主,故谓"反发热";这两条前后呼应,互相参证。

太阳与少阴为表里,关系之紧密,犹如唇齿之相依。少阴病连太阳,则为表里同病;若太阳伤寒,脉阴阳俱紧,本当无汗而反见汗出的,说明是寒邪过盛而伤害了少阴阳气,"此属少阴"。因为少阴肾阳为一身阳气之根,少阴阳虚则卫阳亦随之而虚,卫阳失去固护荣阴的作用,所以汗出。少阴之脉上膈循喉咙,肾为胃之关而下司二阴,若太阳寒邪长驱直入而飞渡少阴,致使少阴经脏俱病,则可出现咽痛和吐利等证。

2. 附子汤证

少阴病,得之一二日,不发热而见背部恶寒。背为阳之府,背部恶寒是阳气衰、阴气盛的征象。寒邪入里,病发于阴,阳虚而阴盛,故口不渴、不燥而"口中和"。四肢为诸阳之本,阳虚不达四末,所以手足发凉。阳虚阴盛,寒湿凝滞,故见身疼、骨节疼痛。太阳伤寒,见发热、恶寒、无汗、身疼、骨节疼痛,脉必浮,属麻黄汤证;本证见无热、手足寒、身疼、骨节疼痛,脉不浮而沉,则属少阴阳虚里寒。治疗可先用灸法,如灸关元穴以助元阳而消阴,然后以附子汤温阳益气,固本培元。

附子汤由炮附子、茯苓、人参、白术、芍药组成。方中附子温肾以扶真阳之本,人参大补元气;茯苓、白术配附子可温化寒湿之凝滞,又可佐人参健脾益气;芍药敛阴和血,既可缓身痛,又可制诸药的温燥,并能引阳药入阴分。此方脾肾双补,先天后天兼顾,为扶阳固本的代表方。后世的参附汤即从此方演出。

3. 真武汤证

本证在太阳病篇是作为太阳病发汗太过,伤了阳气而形成的变证提出的。伤阳实际上是伤了肾阳,其病则为少阴病。

若寒邪中于少阴,二三日不愈,至四五日邪气入深,则脏受其病。少阴肾中阳气被寒邪所伤,以致阳虚不能制水,水邪随之泛滥而为病。水寒凝于内,则腹痛;气不化液,故小便不利;水寒外溢,阴凝重着,故四肢沉重疼痛;下注于肠,故自下利。水邪为病变动不居,可到处泛溢而为患,因而或见之证甚多,若上凌心肺,可见心悸而咳;上逆于胃,则气逆而呕;泛滥肌肤则肿;上蒙清阳,则头目眩晕。究其病源,均因于水。《伤寒论》所说"此为有水气",指出了病变的重点与要害所在。治以真武汤,温阳祛寒以利水(方见太阳病篇)。

附子汤与真武汤均为温阳之剂,其药物组成仅有一味药之差,但两方的作用是不相同的。柯韵伯指出附子汤为"大温大补之方……此伤寒温补第一方也,与真武汤似同而实异,倍术附去姜加参,是温补以壮元阳,真武汤还是温散而利肾水也"(《伤寒来苏集》)。

4. 四逆汤证

少阴阳气为一身阳气之总司。阳气有腐熟水谷,蒸化输布水液的作用。少阴阳虚,不能腐熟水谷,不能气化水液,因而或见下利清谷,或致寒饮停聚膈上,使人干呕欲吐而又无物吐出;阳虚不达四末,故手足发凉,甚则四肢厥逆。膈上有寒饮亦当分辨虚实,若因少阴阳虚而不能敷布,则脉必沉而微细;若脉弦迟有力或关尺皆沉,寸脉微浮,则属胸中寒实之证。因弦脉主饮,迟脉主寒,寸脉以候胸中。胸中寒痰实邪,闭阻胸阳不达于四末,故见手足厥寒;由于胸膈痰饮实邪的格拒,所以"饮食入口则吐",但又不能吐;痰饮实邪填塞胸中,阻滞气机,故见"胸中痞硬,气上冲咽喉不得息"等证候,反映了邪有上越之机。以上虚实病证不同,治法亦不同。如病属少阴阳虚,虚寒从下而上,致使寒饮停于胸膈的,治以四逆汤温少阴、化寒饮;若属于寒痰阻滞胸中的实证,根据"病在上者,因而越之"的法则,治以吐法,用瓜蒂散。

四逆汤由附子(生)、干姜、炙甘草组成。附子温少阴以回阳,干姜温中以散寒,炙甘草和中补虚。三药配伍,共奏回阳救逆之功。

肾为先天之本,若少阴阳气一衰,则周身阳气皆衰,所以当少阴真阳衰竭,证候显露时,应速投四逆汤急温,绝不可因循观望,故《伤寒论》说"少阴病,脉沉者,急温之,宜四逆汤"。

瓜蒂散,即取瓜蒂、赤小豆捣为散,再用香豉煮做稀糜,取汁合散。方中瓜蒂味极苦,性升而善催吐;赤小豆味苦酸,功能利水消肿;两药配合,有酸苦涌泄之功。用香豉汁送药,清轻宣泄,可加强涌吐的作用。本方专治胸中实证,涌吐力猛,故"诸亡血虚家"不可用。

瓜蒂散证,因可见发热、汗出,"病如桂枝证",但头不痛、项不强,故在太阳病篇提出以作鉴别比较;本证又在少阴病篇提出,是为陪衬少阴阳虚有饮,以示阳虚寒饮与阳郁痰实两种病证的鉴别诊断。

5. 通脉四逆汤证

少阴为水火之脏,阴阳之根,若寒中少阴,阴寒太盛而反格阳于外,可形成阴盛格阳证。阴盛于内,则下利清谷,手足厥逆,脉微欲绝;阳格于外,则身热不恶寒,面色红赤。由于上述证候是阳虚甚极,阴寒过盛导致的阴阳格拒之证,故其证是"里寒外热",实为真寒假热。从病变机制和临床表现看,本证较四逆汤证为重,若不抓紧救治,恐有脱汗亡阳之变。治疗当以通脉四逆汤逐寒摄阳,通脉救逆。

通脉四逆汤的药物组成与四逆汤同,只是加大了干姜和附子的用量,因而回阳救逆的作用比四逆汤更强。若在通脉四逆汤证的基础上更见面色赤的,是为阴盛于下、格阳于上的"戴阳"证,应于本方中加葱白以破阴祛寒,招纳阳气;若因肝脾血脉不和而见腹中痛的,则减去辛滑走阳而不利于血的葱白,加芍药以利血脉、缓急止痛;若胃气挟饮邪上逆而作呕的,则加生姜化饮止呕;若邪气循少阴经脉上犯而为喉痹咽痛的,则去芍药之酸敛,加桔梗以开喉痹;若利止脉不出,是阴阳衰竭,气血大虚,当加人参以复脉,去桔梗以防耗气伤正。

"徐国祯伤寒六七日,身热目赤,索水到前,复置不饮,异常大躁,将门牖洞启,身卧地上,辗转不快,更求入井。一医汹汹急以承气与服。余诊其脉洪大无伦,重按无力……余曰:阳欲暴脱,外显假热,内有真寒,以姜附投之,尚恐不胜回阳之任,况敢以纯阴之药,重劫其阳乎?观其得水不欲咽,情已大露,岂水尚不欲咽,而反可咽大黄、芒硝乎?天气燠蒸,必有大雨,此证倾刻一身大汗,不可救矣……

于是以附子、干姜各五钱,人参三钱,甘草二钱,煎成冷服。

服后寒战,戛齿有声,以重绵和头覆之,缩手不肯与诊,阳微之状始著。再与前药一剂,微汗热退而安。"(引自《寓意草·辨徐国祯伤寒疑难急症治验》)

6. 白通汤证与白通加猪胆汁汤证

若少阴病下利,脉微而沉伏,是为寒邪直中,阴盛抑阳,以致阳气暴虚,既不能固其内,又不能通于脉,因而比一般寒证为甚,当治以白通汤扶阳破阴。

白通汤由葱白、生附子、干姜组成。方用干姜、附子温经回阳以散寒;葱白辛滑性热,善能通阳气破阴寒,用于温阳剂中可疏通被郁之阳气,故取名"白通汤"。

若服白通汤后,不但未奏效,反见下利不止、厥逆无脉、干呕而烦等证,一方面说明阴寒太盛,对大热之药拒而不受,并且更加激发寒邪而变本加厉;另一方面也说明下利之后,不仅阳气受伤,而且阴液亦耗损,加之白通汤只能扶阳不能育阴,阴不复则脉不出,阴不敛阳,虚热浮于上,故干呕而烦。基于上述两个原因,本证的治疗就不是单纯的温热回阳剂所能胜任,而应于白通汤中加入人尿和猪胆汁,扶阳育阴,且以苦寒反佐,使同气相求,引阳药直入阴中。

白通加猪胆汁汤,即白通汤加人尿、猪胆汁。人尿(一般用童便)咸寒益阴,猪胆汁苦寒滋液兼清虚热,两药分别取之人、畜,皆属有情之品,既能续已竭之阴,滋将涸之液,又能借其性寒反佐,引阳药直入阴分,使阴阳不发生格拒,这就是"甚者从之"治法的具体运用。

服白通加猪胆汁汤以后,若脉从无到有,从弱到强,说明正气逐渐恢复,阴邪逐渐消退,为向愈之证,即脉"微续者生";若脉暴然而出,或见浮散而大,或见急促无根,则是无根之阳暴脱的征象,预后多不良,因而《伤寒论》说"脉暴出者死"。

7. 吴茱萸汤证

本证属于胃气虚寒证,已在阳明病篇作过介绍。这里所讲的是少阴病感寒,寒浊上犯于胃则呕吐,下迫于肠则下利;阳气被寒邪所遏伤,不能温养四末,故手足逆冷;由于阳气仅被寒邪所抑,并未衰亡,尚能有力与阴寒交争,故其人烦躁特甚以致难以忍受。本证虽言"少阴病吐利",但因其以呕吐为主,病变重心仍属中焦虚寒,故仍以吴茱萸汤温胃散寒以降逆止呕。

曾治伍某,女,32岁。患者胃脘疼痛,呕吐水涎,入夜烦躁难忍,坐卧不安,头疼而眩冒,脉弦缓无力,舌淡苔白而水滑。初诊辨为胃气虚寒,投香砂六君汤,但效果不显。再诊始悟:烦躁、吐涎是为吴茱萸汤之见证。

遂开是方两剂,服之而愈。

8. 桃花汤证

下利、便脓血常见于热证,亦可见于少阴虚寒证。如少阴病,二三日至四五日,虚寒下利而不能止,邪气入深,久病入络,由气及血,以致脾肾阳虚,气不摄血,大便滑脱不固而便脓血。因其证属虚寒,故腹痛隐隐,喜温喜按;脾肾阳虚,水谷不别,故大便泄利不止,小便却反少而不利。热利便脓血,表现为血色鲜明、气味臭秽,并伴有里急后重、肛门灼热感;少阴虚寒下利便脓血,则以血色晦暗或浅淡,无臭秽气味,大便滑脱不禁,无肛门灼热感为辨证特点。少阴病下利便脓血,治以桃花汤,温中固脱以止利。

桃花汤由赤石脂、干姜、粳米组成。因其证下利脓血俱出,滑脱不固,故以赤石脂填补下焦、固涩气血以止利;干姜温中散寒,粳米益脾胃而补虚。赤石脂一半煎汤,另一半则用末冲服,其用意是加强药物的吸着固肠作用。服药后,大便止则小便利,脓血除则腹痛止,可见温涩固脱实为治病求本之法。本方对久痢、久泻,凡属虚寒滑脱者,皆可应用。

程某,男,56岁。患肠伤寒住院治疗40余日,基本已愈,唯大便泻下脓血,血多而脓少,日行三四次,腹中时痛,屡治不效。其人面色素来不泽,手脚发凉,体疲食减,六脉弦缓,舌淡而胖大。

此证为脾肾阳虚,寒伤血络,下焦失约,属少阴下利便脓血无疑。且因久利之后,不但大肠滑脱,而且气血虚衰亦在所难免,治当温涩固脱保元。

赤石脂30克(一半煎汤,一半研末冲服),炮姜9克,粳米9克,人参9克,黄芪9克。

服三剂而血止,又服三剂大便不泻而体力转佳。转方用归脾汤加减,巩固疗效而收功。

（三）少阴病热证

少阴热证是与少阴寒证相对应的一类证候。少阴为水火之脏，阴阳之根，因而少阴病不仅有阳虚火衰的寒证，而且还有阴虚火旺的热证。下面介绍少阴病热证的几个主要证候的辨别与治法。

1. 黄连阿胶汤证

少阴病，得之二三日以上，若属阳虚阴盛的，则以但欲寐，寤少寐多为主；若属阴虚阳亢的，必见心烦、不得卧寐。因为在正常的生理情况下，心火要不断下降以温肾水，肾水亦不断上承以济心火，少阴心肾水火能交通既济，才能达到阴平阳秘、阴阳相对平衡状态，从而维持人体正常的精神活动。而今少阴病肾水亏虚，心火无制而上炎，阳不入阴而躁扰于外，就要发生心烦特甚以致不能卧寐的证候。其证属阴虚火旺，故舌质红绛，苔净而光，甚则状若杨梅，脉细数，小便必黄。治以黄连阿胶汤，泻火滋水，交通心肾。

黄连阿胶汤由黄连、黄芩、芍药、阿胶、鸡子黄组成。方用黄连、黄芩泻心火以下降，阿胶滋肾水以上潮，鸡子黄养心血而宁神，芍药和血而敛阴。用本方当注意：阿胶应烊化兑入汤剂中，待汤稍冷再加入鸡子黄，此二药均不得入汤药中同煎。

> 患者张某，男，25岁。心烦少寐，尤以入夜为甚。自觉居室狭小，憋闷不堪，心烦意乱，常欲奔赴室外。脉数舌红，舌尖部红如草莓。此乃心火燔烧而肾水不能承其上，以致阴阳不交，心肾不能相通，形成火上水下、不相既济之证。
>
> 为疏：黄连阿胶汤加竹叶、龙骨、牡蛎。
>
> 服一剂则心烦减轻，再一剂即可入睡。

2. 猪苓汤证

少阴肾为水脏，肾对水液的代谢与排泄起着重要作用。肾中有肾阴、肾阳，阳虚可使水不化，阴虚亦可使水停。阴虚阳亢，火热扰心，故心烦不得眠；水蓄不行，故小便不利；阴虚水停，津液不能上承，故见口渴；水热互结，泛溢三焦，迫于肺则咳，逆于胃则呕，渗于大肠则下利。阴虚停水，水热互结，当治以滋阴清热利水，用猪苓汤。

猪苓汤由猪苓、茯苓、泽泻、阿胶、滑石组成。方用猪苓、茯苓、泽泻利小便以行水气,滑石清热通淋以利水道,阿胶滋阴润燥以益少阴。本方在临床上用治慢性肾炎,特别是对肾盂肾炎和肾结核,见有小便不利、心烦少寐等证候者,有很好的疗效。

本证与黄连阿胶汤证均属少阴阴虚有热证候,但此证为阴虚停水,彼为阴虚火旺。虽然二证都见心烦不寐,但本证以脉细数而弦、舌质红而苔反水滑以及小便不利等为辨证特点,有别于黄连阿胶汤证。

> 黎女,19岁。患慢性肾炎,下肢浮肿,小便红赤灼热而短,心烦少寐,腰酸无力。尿检:红细胞(+++)、蛋白(+)。辨为阴虚有热而水热凝结。
>
> 为疏:猪苓汤加旱莲草、女贞子、三七粉。
>
> 共服12剂,诸证渐愈。查尿:红细胞及蛋白均不见。

3. 少阴邪热外转太阳证

少阴与太阳为表里,有经脉相通,其病变可相互影响。前面介绍的麻黄细辛附子汤证就是一个很好的例证。应当指出,少阴与太阳病变的相互影响,不仅表现为寒证的由表及里,而且也可见于热证的由里出表。如少阴病八九日,证见一身及手足都发热,说明少阴邪热还于太阳膀胱之表。一般地说,邪气由里出表,标志着机体的正气较盛,有力驱邪外出;特别是本为少阴虚寒证,而见一身手足转温热,是阳气恢复、疾病向愈的好现象。但如果阳复太过,热在膀胱不解,也会灼伤阴络迫血下行,发生尿血的病变。本证在《伤寒论》中未提出具体治法,后世注家有的提出用猪苓汤、黄连阿胶汤,也有的提出用犀角地黄汤,均可作为参考。

4. 四逆散证

少阴主水火,内寓真阴、真阳。水火交通,阴阳既济,是人体正常生命活动的必要条件之一。要维持水火、阴阳的交通既济,有赖于少阴的枢机作用,也就是说少阴不仅为"三阴之枢",而且也是调节水火、阴阳的重要枢纽。少阴阳虚不能达于四末,则阴寒必盛,而见四肢逆冷、恶寒、下利等证;若少阴枢机不利,阳气被郁,不能疏达于四末,则亦可见四肢逆冷。少阴阳气被郁,并非阳虚,故不见恶寒、下利等虚寒证,治疗也就不能用四逆汤,而应以四逆散疏畅阳郁,条达气血。

四逆散由柴胡、枳实、芍药、炙甘草组成。方用柴胡、枳实解郁开结以疏达阳气，芍药配甘草和血脉以利阴，即"治其阳者，必调其阴；理其气者，必调其血"之义。若兼有肺寒气逆作咳者，可加干姜、五味子以散肺寒、敛肺气；兼心阳不振而作悸者，则加桂枝以温通心阳；水停于下而小便不利者，加茯苓淡渗以利水；寒盛于里而腹中作痛者，加附子温阳散寒以止痛；寒滞气阻而泄利下重者，加薤白以散寒通阳。

　　　　曾治患者全某，男，32岁。患者手足厥冷而痛麻不堪，手足汗出随厥之深浅而有多少不同，厥深则手足汗出亦多，厥微则手足汗出亦少。曾服附子、干姜等回阳救逆之药无效。视其人身材高大，面颊丰腴，不像寒厥体征，然握其手却冷如冰铁。其脉弦而任按，舌红而苔白。细思此证既非阳虚之寒厥，又非阳盛之热厥，从其脉弦以辨证，可知属阳郁无疑。阳郁于里，不达四肢故为厥，迫阴外渗则汗出，阳郁愈甚则手足厥逆愈深而汗出就愈多，反之，手足汗出亦必然相应减少。
　　　　为疏四逆散原方，服之以观其效。
　　　　服药后，患者自觉气往下行至脐下，随之则微微跳动，周身顿感轻爽，而手足转温，汗亦不出。患者甚喜，奔走而告，以为病将从此而愈。不料，两剂服完，手足又厥，汗出依旧。余仍以上方，另加桂枝、牡蛎，意使桂枝配芍药以和营卫，牡蛎得芍药敛汗以固阴。服两剂，厥见温而汗出少，但续服则仍无效，病又反复。手翻医书，见王太仆名言"益火之源以消阴翳，壮水之主以制阳光"，而恍然有悟：此证每方皆效，但不能巩固到底，关键在于只知疏达阳郁，不知滋阴以敌阳。阴不足无以制阳则反逼阴以为汗；阳无偶则自郁而为厥。厥阳之气宜疏，而弱阴岂可不救。于是，本肝肾同治，理气与滋阴并行之法，为疏四逆散与六味地黄汤合方。服六剂，厥回手温而汗止。后追访得知，其病终未复发。

　　四逆散不单治阳郁之厥，亦治因阳郁不伸，少阴枢机不利所致的男子阳痿和妇女性功能减退等病证；若见脉弦而情志抑郁者，服之每效。

（四）少阴咽痛证治

　　少阴经脉循喉咙挟舌本。邪客少阴经或少阴经脉失养，均可引起咽喉疼痛。

若少阴病二三日，因于邪热上攻而咽喉肿痛，但尚未溃破生疮的，则治以甘草汤，解毒消肿止痛。甘草汤，仅生甘草一味药。生甘草甘寒，甘以缓急止痛，寒以除热解毒。

若服甘草汤，病仍不差，即咽喉肿痛不解的，可与桔梗汤散热结、开喉痹。桔梗汤，即甘草汤再加桔梗。方用生甘草清热解毒以止痛，桔梗开痹散结以利咽喉。

若少阴热邪循经上冲，灼伤咽喉而生疮，以致妨碍语言，声音不出，且伴有大量分泌物缠绕咽喉而不得清除，治以苦酒汤清热解毒，收敛伤口。苦酒汤由半夏、鸡子白、苦酒（醋）组成。半夏涤痰开痹以清除分泌物；鸡子白甘寒，可清热润燥、止痛；苦酒苦酸，善于散邪毒，消疮肿，敛伤口。

若少阴病，寒遏于外，阳郁于内，经气不利，以致咽中痛，痰涎缠喉，咳吐不利，则应用半夏散及汤，散寒涤涎以开结止痛。半夏散及汤由半夏、桂枝、炙甘草组成。方用桂枝通阳散寒，半夏涤痰除涎，甘草和中解毒。本方可用散剂，亦可用汤剂。

若少阴病下利之后出现咽痛，则当考虑阴液耗损，经脉失于濡养所致。少阴虚寒下利，虽然寒可随利而减，但津液亦可随利而夺，阴伤于下则必致阳浮于上。少阴之脉，从肾上贯肝膈，入肺中循喉咙；其支脉，从肺出络心，注胸中。少阴虚热循经上扰，不仅咽痛，而且还可见胸满、心烦等证。本证治疗用凉用温，均为不妥，可以猪肤汤润肺肾、益肠胃而敛虚热。猪肤汤由猪肤、白蜜、白米粉组成。猪肤即猪皮，可滋肺肾，清少阴浮游之火，其虽润但无滑肠之弊；白蜜甘寒生津，润燥以除烦；白米粉炒焦能醒脾和胃，且补下利之虚。

> 李某，女，22岁。擅歌唱，经常演出。忽声音嘶哑，咽喉干痛，屡服麦冬、胖大海等药不效。舌红、脉细。辨为肺肾阴亏，虚火上扰，"金破不鸣"之证。授以猪肤汤法，令其调鸡子白，徐徐呷服。
>
> 尽一剂而嗓音亮，喉痛除。

综上所述，可以看出，咽痛是少阴病变的一个特点，其治疗所用的甘草汤与桔梗汤之解毒散结缓痛、苦酒汤之酸收、猪肤汤之清滋、半夏散及汤之散寒涤涎等法，直至今日仍奉为喉科治疗之圭臬。

（五）少阴病急下证

前面的阳明病篇曾提到大承气汤有三急下证,其主要精神是:凡阳明腑证遇到病势急,发展快,见有劫灼少阴真阴的征象时,当投以大承气汤急下以存阴。从阳明病急下证可以看出阳明燥热与少阴阴伤两种病变的密切联系。若因阳明燥热伤阴而并于少阴者,属阳明病急下证;若因少阴水亏,燥热内盛而并于阳明者,则属少阴病急下证。下面就分别介绍少阴病三急下证:

少阴热邪并入阳明,时间不长,只二三日,即见口燥咽干,说明阳热气盛而阴液衰少。热并阳明,则土实而水亏,其人必兼见胃实等证。不下胃实,则少阴之阴液不能恢复,故应以大承气汤急下。

少阴热并阳明与糟粕相结,以致胃肠燥结不下,逼迫津液下注旁流,证见"自利清水,色纯青"而不杂粪便;燥热结实于阳明,故"心下必痛"而拒按;少阴阴液耗伤,不能上承,所以口舌干燥。燥结不去,则旁流不止,津液进一步涸竭,将有亡阴脱液的危险,故当用大承气汤急下。

少阴病,六七日不愈,邪气入深,若不见下利清谷,反见"腹胀不大便",说明其证并非少阴虚寒,而是少阴邪热复还阳明,属于"中阴溜腑"之证。此时见舌苔黄燥,脉沉实有力,亦当用大承气汤,泻热存阴。

《名医类案·伤寒》记载一病例:

"孙兆治东华门窦大郎患伤寒,经十余日,口燥舌干而渴,心中疼,自利清水。众医皆相守,但调理耳,汗下皆所不敢。窦氏亲故相谓曰:伤寒邪气,害人性命甚速,安可以不次之疾投不明之医乎?召孙至,曰:明日即已不可下,今日正当下,遂投小承气汤,遂大便通,得睡,明日平复。众人皆曰:此症因何下之而愈?孙曰:读书不精,徒有书尔。口燥舌干而渴,岂非少阴证耶?少阴证固不可下,岂不闻少阴一证,自利清水,心下痛,下之而愈(少阴急下三条)。仲景之书,明有是说也。众皆钦服。"

（六）少阴病治疗禁忌

少阴为阴阳之根,生命之本,故病至少阴多表现为危重证候。但若治疗及时,或温寒以扶阳,或泻热以存阴,虽病情危重亦多能救治。因此,治疗少阴病不仅要及时,而且一定不能违反治疗禁忌而犯治疗错误。少阴病的治疗禁忌有哪些呢? 下面举例加以说明。

"少阴病,脉细沉数,病为在里,不可发汗。"脉沉主病在里,细数为阴虚有热,少阴脏病而阴虚有热,治当滋阴降火,而不应发汗,如果强发其汗,则有竭阴耗液之变;若少阴病,阳虚阴盛,阴与阳搏,脉沉细而数,按之无力,治当固密肾根,亦绝不能发汗。此证阴来搏阳,阳无力以争则脉数,阳被阴格而证或见发热,阳气已经摇摇欲散,若误以发热为太阳之表而妄发少阴之汗,必然导致汗出亡阳而变证百出。总之,脉沉细数,无论见于少阴阴虚还是阳虚,均不能再发其汗,否则不是导致竭阴,便是造成亡阳。

"少阴病,脉微,不可发汗。"微主阳虚。少阴病见微脉,是阳气大虚,故不可发汗。妄发阳虚之汗,则必致亡阳而拔少阴之根;若少阴阳气已虚,又见尺脉弱涩,尺以候肾,脉弱涩主精血不足,此乃少阴阴阳俱虚,不仅不能发汗,而且也不能施以攻下,发汗则亡其阳,攻下必竭其阴。由此可知,少阴病虽有大承气汤急下之证,但其尺脉必不弱涩。如果少阴阳虚脉微、肢厥无汗,不用四逆汤急温,反而强发少阴阳虚之汗,则必因阳虚不能蒸化津液以作汗,而反动发其经隧之血从空窍出。少阴之脉循喉咙,挟舌本,系目,故血或从口鼻或从目出。出现这种情况,说明阳气厥于下,阴血竭于上,即"下厥上竭"之证,少阴阴阳气血俱伤,所以属于难治之证。

1963 年,在山西太原见一慢性肾炎患者,徐姓,女,36 岁,已至尿中毒程度,小便点滴而少,口鼻时时衄血,并见呕吐、肢冷、周身浮肿等。脉沉而欲绝,舌胖而苔白。《伤寒论》少阴病篇所说的"下厥上竭"就是此证。下厥而阳气不化,故小便不得通;上竭而血不摄,则从口鼻出。阴竭于上,阳厥于下,阴阳不相维系而相离决,故为难治之证。虽为疏真武汤加牛膝,但服之无效。患者未满一周即死于尿毒症。

少阴病不但有汗、下之禁,更有以火劫汗之忌。如少阴病见咳而下利,本为寒邪上下之变,即少阴寒邪上逆于肺而作咳,下迫于肠则下利。少阴阳虚里寒,当治以四逆汤温之则愈。若不用四逆汤温里,却用火攻以劫其汗,则不仅竭其肾阴,而且还要耗其胃液,胃燥则谵语,肾燥则小便难,因而发生误火伤阴的坏证,这也需要引起我们的注意。

从少阴病的各种变治方法可以看出,它既有麻黄细辛附子汤的汗法、大承气汤的下法,同时又有汗、下之法的禁忌,这说明任何事物都是一分为二的。我们只有综合学习,全面掌握,才能相得益彰,以尽其辨证论治的全貌。

(七)少阴病的预后

少阴为生命之根,其病在六经病证中是最为严重的。因此,少阴病的预后在一定意义上来说,关系着病体的生死安危。有关少阴病的预后在《伤寒论》中论述较多,并且较为真切,是来自于实践的经验总结,具有很强的科学性,应当认真学习。

概括地说,少阴病属于阴阳偏衰的病变,但以阳虚的证候为主。少阴阳虚,病情沉重,病势险恶,故治当急温,若稍有疏忽,则有亡阳的危险。要判断少阴阳虚寒证的预后情况如何,主要是看机体阳气的存亡,也就是说"阳存则生,阳亡则死"。

如少阴病中风,即风寒邪气中于少阴经,其脉见"阳微阴浮",也就是寸微尺浮,寸脉微主邪不盛,尺脉浮是阴病见阳脉,邪气不盛而正气有驱邪外解之机,故"为欲愈"。

少阴伤寒,手足厥冷而脉紧,是寒邪盛而阳气被抑之象。至七八日,邪气入深而见下利,但脉却由紧变微,手足由厥变温,这说明少阴阳气得到恢复,阴寒邪气不能自容,故《伤寒论》说"脉紧反去者,为欲解也"。此时,患者虽见心烦、下利,却是阳复邪去的表现,与太阴病暴烦下利、腐秽当去有同等意义,一旦邪去尽,则烦利亦必自止。

少阴病虚寒下利,见恶寒、肢体蜷缩而卧,属于阳虚阴盛的恶候。如果下利能自行停止,手足由厥转温,说明寒从利减,阳气来复,此时虽见恶寒身蜷,仍属可治之证。同样道理,少阴病恶寒、身蜷而时有烦热欲去衣被者,也反映了阳气的来复,好像在一派阴寒之中仍有一线阳光,为阳存未绝,故亦为可治之证。

少阴病吐利,若属阳虚阴盛,则必见恶寒、厥逆,而今见"手足不逆冷,反发热",说明阳气来复,阴寒渐退,为可治之证,病虽重亦不至于死。若因吐利交作,正气暴虚,以致脉搏一时不能接续而脉不至,可灸少阴经的太溪穴七壮,通阳以复脉。

以上介绍的是少阴虚寒证的向愈证、可治证,其预后之所以好,关键在于阴寒退,阳气存而生机在;若与此相反,少阴病恶寒、身蜷而下利不止,手足厥冷不回,呈现一派阴寒病象,说明阳气已亡,失去了自复之机,故预后多不良。如果病情再进一步发展,少阴病或见厥利,吐逆而烦躁;或见恶寒,身蜷,脉不至,不烦而躁;或见下利不止,冷汗淋漓,烦躁不得卧寐;或见息高作喘,呼吸浅表而不能纳气归根;或下利虽止,而见头眩、时时昏冒等等。这一系列证候反映了阴盛阳亡,精气衰竭,阴阳不相维系而神气外亡;或气绝于下,肾根已拔;或阳绝阴竭,孤阳无依而上脱。凡此种种均属危象,视为"死"证。

以上辨少阴病的生死预后对我们有很大启示,即通过少阴病的生证而后知阳气之可贵,通过少阴病的死证而后知阴寒之可畏。对于少阴病,只有谨守病机,不失时宜地抓紧救治,或施以扶阳祛寒,或治以滋阴降火,图治于危亡之先,才是防止阴阳竭绝的根本方法。

九、辨厥阴病脉证并治

厥阴病是伤寒六经病证的最后阶段。厥阴经为三阴经之末,如《内经》所说"两阴交尽,故曰厥阴"。厥,有极的意思。病至厥阴,则阴寒盛极。但根据辩证法的观点,物极必反,物穷则变,阴阳对立双方发展到极期时可以互相转化。阴寒盛极,则有阳热的来复,也就是阴尽而阳生,寒极则生热。

阴病转阳,寒极生热,是有条件的,这个条件主要是看正邪斗争的状况,其关键取决于人体阳气功能的盛衰。厥阴与少阳相为表里,"厥阴……中见少阳"。厥阴、少阳均内寓相火,少阳为一阳之气,标志着阳气的初生,这些就是阴尽阳回的基本条件。由于阴寒盛极,而有阳气来复之机,故厥阴之为病,阴中而有阳,常以寒热错杂的证候出现。又由于阴阳有消长、寒热有胜复,故厥阴病也可以表现为寒证、热证以及阴盛亡阳的死证。

厥阴病的主证,以消渴、气上撞心、心中疼热、饥而不欲食的寒热错杂证为代表;而厥阴病的阴阳胜复,又常以手足厥冷与发热的日数多少作为判断的依据。厥阴病的寒证,以手足厥冷和下利为主要见证;厥阴病的热证,则以口渴、下利后重、呕而发热为主要临床表现。厥阴病主要是肝的病变,肝病则疏泄不利,可以影响脾胃功能不和,因而常见呕吐、哕、下利等疾患。

厥阴病的治法,寒者宜温,热者宜清,而寒热错杂者,当寒温并施,兼而治之。

(一)厥阴病辨证纲要

厥阴之为病,见上热下寒的寒热错杂证,正是反映了厥阴阴尽而阳生的病变特点。厥阴为风木之脏,内挟少阳相火,风火相扇,消灼津液,使脏燥无液而求救于水,故见消渴。这里的"消渴"是指渴而能饮、饮而又渴的一种证候,并非多饮多尿的消渴病。厥阴、少阳木火之气上冲,则见"气上撞心,心中疼热"的证候。热则消谷善饥,寒则运化不利而不能食,而"饥而不欲食"是上热下寒、寒热错杂的表现。由于中、下焦虚寒,进食亦不能得到腐熟消化,反致胃气上逆而作吐;若其人内有蛔虫寄生,还会因蛔虫避寒就温、闻食物的气味而上窜,出现吐蛔的证候。既然病属寒热错杂,当治以寒温并用。若只见其热而不见其寒,纯用苦寒之药以泻下,则必更伤脾胃,使下寒更甚,而见下利不止;当然,若只见其寒而不及于热,误用辛热去寒之剂,则会更助上热以灼津,从而使人烦渴更甚。

(二)厥阴病寒热错杂证治

1. 乌梅丸证

厥阴病以寒热错杂证为主要病变。而寒热错杂、上热下寒,若见于有蛔虫寄生的病人,则可表现为吐蛔,并因厥阴疏泄不利,气机不畅,以致阴阳气不相顺接,而见手足厥冷。吐蛔而见厥者,为蛔厥。也就是说,吐蛔是蛔厥证的一个必见之证,这与前面讲的由于阳虚阴盛,阳虚不达四末而致的厥逆证有所不同。蛔厥的吐蛔,是因为脏寒,脏寒在这里是指胃肠有寒,肠有寒不利于蛔虫的寄生,蛔虫本能地避寒就温而上下躁动不安,"蛔上入其膈",则其人心烦不宁;而膈上又非蛔虫久留之地,少顷蛔虫又下行,故其烦复止;若在进食以后,出现心烦、呕恶的,则是"蛔闻食臭出",因而"其人常自吐蛔"。还有一种叫脏厥的,就和蛔厥不同了,其特点是"脉微而厥",至七八日,更可见皮肤冷,患者躁动而无暂时安静的时候。这种脏厥证是纯阴无阳,与蛔厥证寒热错杂的病变不同,症状各异,不能混为一谈。蛔厥治以乌梅丸,分治寒热,和胃安蛔。

乌梅丸由乌梅、细辛、干姜、黄连、附子、当归、蜀椒、桂枝、人参、黄柏组成。本方为治厥阴寒热错杂以及蛔厥证的主方。方用乌梅醋浸益其酸,以和肝安胃,敛阴止渴,安蛔缩蛔;附子、干姜、桂枝温经扶阳以胜寒;川椒、细辛辛辣性热,能通阳破阴,且能杀伏蛔虫;黄连、黄柏苦寒以泄热,并能驱蛔下行以止吐烦;人参补气以健脾,当归补血以养肝。诸药配合,使寒热邪去,阴阳协调,蛔安胃和,气血恢复,是为制方之宗旨。方中虽寒热药物并用,但温热药偏多,又得乌梅酸收敛固,因而可治疗寒热滑脱之久利。用米与蜜甘甜之品为辅料做丸,不但能养胃气之虚,且可投蛔所好而作为驱虫的诱饵。本方在临床上现多用作汤剂,治疗胆道蛔虫症有很好效果。

2. 干姜黄芩黄连人参汤证

伤寒本因寒而下利,医者误以为实热而用吐下的方法治疗,从而使里气更虚,气机不利,脾胃升降失常而寒热格拒。胃阳被格而逆于上,则"食入口即吐";脾阳被抑而清气不升,则下利更甚。

呕吐有寒热之分。一般地说,因于寒者多表现为朝食暮吐,暮食朝吐;因于热者,则多是"食已即吐"。本证食入口即吐,当属热证。但由于这种热是来自于吐下后的寒格,因而热只表现在上,下则还是寒。上热下寒,故吐利交作,治宜干姜黄芩黄连人参汤清上温下。

干姜黄芩黄连人参汤由干姜、黄芩、黄连、人参组成。方用黄芩、黄连以泄上热,干姜温脾以祛寒,人参健脾补虚。本方寒热并用、苦降辛开,干姜又可引导黄芩、黄连,使热邪不发生格拒,所以,有的注家认为,此方也治火逆的呕吐。

3. 麻黄升麻汤证

伤寒六七日,寒邪虽然已经化热,但犹未成实,而医者不察虚实,即行攻下,从而使正气受伤,邪气内陷,形成上热下寒、虚实并见的复杂证候。下后,阳邪内陷,郁而不伸,故寸脉由浮数变为沉迟,而下部脉不至;阴阳气不相顺接,故手足厥逆;下后阴阳两伤,寒热错杂,内陷之阳邪淫于上,则为咽喉不利、吐脓血;阳气内虚而不能主持于下,故见泄利不止。此时,阴阳上下并受其病,而虚实寒热亦复混淆不清。此证若治其阴则必伤其阳,若补其虚则又碍其实,因此成为难治之证。所谓"难治",并非不可治,可用麻黄升麻汤寒热兼治,宣发阳郁之邪,滋润肺胃之阴。

麻黄升麻汤由麻黄、升麻、当归、知母、黄芩、葳蕤、芍药、天冬、桂枝、茯苓、炙甘草、石膏、白术、干姜组成。方中麻黄、升麻剂量最大,用以宣发陷下阳郁之邪;黄芩、石膏清肺胃之邪热;桂枝、干姜通阳温中以祛寒;当归、芍药养血和阴;知母、天冬、葳蕤滋阴降火以和阳;甘草、茯苓、白术不仅能健脾益气以止泄利,而且能安胃和中以交通上下。此方汇合补泻寒热而成汤,使相助而不相悖,虽用药较多,但不是杂乱无章,而是为虚实寒热错杂病证立法,寓有精当的意义。

录陈逊斋医案,供参考:

李梦如子,曾二次患喉痰,一次患溏泄,治之愈。今复患寒热病,历十余日不退,邀余诊,切脉未竟,已下利二次,头痛,腹痛,骨节痛,喉头尽白而腐,吐脓样痰夹血,六脉浮中两按皆无,重按亦微缓,不能辨其至数,口渴需水,小便少,两足少阴脉似有似无。诊毕无法立方,且不明其病理,连拟排脓汤、黄连阿胶汤、苦酒汤,皆不惬意;复拟干姜黄芩黄连人参汤,终觉未妥;又改拟小柴胡汤加减,以求稳妥。继因雨阻,寓李宅附近,然沉思不得寐,复讯李父:患者曾出汗几次? 曰:始终无汗。曾服下剂否? 曰:曾服泻盐三次,而至水泻频仍,脉忽变阴。

余曰:得之矣,此麻黄升麻汤证也。患者脉弱易动,素有喉痰,是下虚上热体质。新患太阳伤寒而误下之,表邪不退,外热内陷,触动喉痰旧疾,故喉间白腐,脓血交并。脾弱湿重之体,复因大下而成水泻,水走大肠,故小便不利。上焦热盛,故口渴。表邪未退,故寒热头痛、骨节痛各证仍在。热闭于内,故四肢厥冷。大下之后,气血奔集于里,故阳脉沉弱;水液趋于下部,故阴脉亦闭歇。本方组织,有桂枝汤加麻黄,所以解表发汗;有苓、术、干姜化水、利小便,所以止利;用当归助其行血通脉;用黄芩、知母、石膏以消炎清热,兼生津液;用升麻解咽喉之毒;用玉竹(即葳蕤)以祛脓血;用天冬以清利痰脓。明日即可照服此方。李终疑脉有败征,恐不胜麻、桂之温,欲加丽参。余曰:脉沉弱肢冷是阳郁,非阳虚也。加参,转虑掣消炎解毒之肘,不如不用,经方以不加减为贵也。后果愈。

(三)厥阴病寒证

厥阴感寒与阳气衰微是形成厥阴寒证的基本原因。寒为阴邪,易伤阳气,阳虚则生寒,故寒与阳虚常互为因果而致病。

厥阴为阴之尽,故其寒证亦可表现为寒之极。阴盛寒极,阳虚不达四末,致手足厥逆,也是厥阴寒证的一个突出表现。厥阴病篇复举四逆汤证及通脉四逆汤证,并以厥逆为必见之证,其道理就在于此。如大汗或大下之后,以致阳虚而阴盛,阳虚不充四肢则为厥逆,此时虽无腹痛、下利等证,亦当以四逆汤救阳为急。又如汗出伤阳,阳虚则寒冷内生,血脉凝涩拘挛,因而腹痛下利;四肢为诸阳之本,阳虚不能温养四肢,故不但手足厥冷而且疼痛,说明阳气不仅无内温之力,而且亦无外护之能,仍应以四逆汤温阳退寒。手足厥逆,脉应沉微,方为阳虚之厥;若脉来疾促,按之无力,此乃虚阳与强阴相争,争则脉疾,不胜其阴寒,故手足反厥逆,治疗可先用灸法,如灸太冲穴,通阳以消阴,然后再服四逆汤回阳。若厥阴寒逆作呕,阳虚而又脉弱,其人小便复利而身有微热,是为阴寒内盛而阳气外格之证,如果更见手足厥逆不回,属于阳虚而寒进,故为难治之证,应急以四逆汤回阳救逆。若厥阴里寒而下利清谷,手足厥冷,里寒极盛,格阳于外,反见身微热、汗出,这是"里寒外热"、真阳欲从外脱的险证,当急以通脉四逆汤,摄阳以消阴。上述四逆汤证与通脉四逆汤证均在少阴病篇做过详细介绍,下面根据厥阴病的特点,重点介绍吴茱萸汤证和当归四逆汤证。

1. 吴茱萸汤证

足厥阴肝脉挟胃属肝,上贯膈,布胁肋,循喉咙之后,上入颃颡,连目系,上出与督脉会于巅顶。寒伤厥阴,下焦浊阴之气循经上犯于胃,致胃寒气逆而干呕、吐出清涎冷沫;上犯于头部,引起巅顶作痛。临床上,人多知有肝阳上亢,而每忽略肝阴上逆,实际上两证皆有,只是肝阳上亢较多而已。一般地说,肝阳上亢多挟风火,肝阴上逆多挟水饮。厥阴病浊阴上逆而犯阳,故以头痛、吐涎沫为主要表现,治疗用吴茱萸汤暖肝温胃,散寒降逆。

吴茱萸汤证在《伤寒论》中见于三处,涉及阳明、少阴、厥阴三经病变。从其方证分析,肝胃虚寒是为病变之根本。但既属肝胃虚寒,为什么又列入少阴病中呢?这是因为少阴肾阳为一身阳气之本,元阳之气根于肾,由肝胆而升,行于三焦,温煦各个脏腑组织,因而肝胃虚寒不能与少阴无关。再者,胃为中土,乃少阴心肾水火相交的必由之路,若胃气虚寒,升降失常,则心肾水火亦不能正常地交通,从而形成少阴病。因此,少阴病之烦躁欲死是心肾不交的见证,又是阳与阴争的反映。

2. 当归四逆汤证

厥阴肝主藏血,若血虚受寒,寒滞肝脉,阳气不达四末,而见手足厥寒的,则属当归四逆汤证。以脉辨证,微主阳虚,细主血弱。阳虚阴盛而见手足厥冷,则脉必微;血虚肝寒而见手足厥冷,则脉必细。脉为血之府,血虚寒滞,血脉不充,细涩不利,故脉细而欲绝。厥阴血虚有寒,治宜补血通经散寒,用当归四逆汤。

当归四逆汤由当归、桂枝、芍药、细辛、炙甘草、通草、大枣组成。方用当归、芍药补肝养血以调营,桂枝、细辛通阳疏肝以散寒,甘草、大枣补脾胃而和中,通草通阴阳以利血脉。少阴为病,重在阳虚,故四逆汤用姜、附以扶阳;厥阴为病,重在血虚,故当归四逆汤用归、芍以养血。四逆汤药少力专,回阳宜急;本方药多义广,善能温通血脉。若内有久寒,表现为下焦积冷,少腹冷痛,或中焦寒饮呕吐、脘腹疼痛,可加吴茱萸、生姜以暖肝温胃,散寒饮。本方用清酒煎药,借以增强其温通散寒的力量。

白某,女,28岁。在田间劳作,适值月经来潮,因入野厕,自觉寒风吹袭下体,非常冷冽。不久病发少腹冷痛,腰痛如折,不可忍耐。曾服独活寄生汤无效。其脉弦细,舌苔白润。此乃经期风寒入客,络脉瘀滞而为病。为疏:

当归12克,桂枝12克,赤芍9克,细辛6克,通草6克,石楠藤12克,鸡血藤12克,大枣7枚。

仅服二剂则病愈。

(四)厥阴病热证

厥阴病有寒证,亦有热证。厥阴之寒,是感受寒邪而阳气不足;厥阴之热,则是感受热邪或阳气被郁,属于真热,并非虚阳外浮之假热。厥阴热证,有厥阴之邪外出少阳,由阴转阳,见呕而发热的小柴胡汤证;有因于邪热深伏,阳郁不伸而格阴于外,见脉滑而厥的白虎汤证;有腹胀满、下利、谵语,大肠有燥屎的小承气汤证;亦有下利后,余热不尽,蕴郁胸膈,"按之心下濡"的虚烦证(栀子豉汤证)。以上各种病证已分别在有关篇章作了介绍,这里就不再重复。

若厥阴病虚寒下利,而转见脉数、口渴,说明阳热来复,正能胜邪,疾病有自愈的机转。如果脉数不解,口渴不除,则是阳复太过,热气有余。厥阴化热,肝不疏泄,以致气滞壅塞,湿聚热灼,津被热伤,血被热腐,湿热下迫,不仅见口渴,而且可见下利便脓血之证。由于湿性黏滞而热性急迫,故湿热下迫大肠,必以里急后重、便脓血黏液为其特点。厥阴湿热下利,当治以白头翁汤清热燥湿,凉血疏肝。

白头翁汤由白头翁、黄柏、黄连、秦皮组成。白头翁味苦性寒,擅清肠热而治毒痢,且能疏达厥阴肝木之气;黄连、黄柏清热燥湿,厚肠胃以止利;秦皮苦寒,能清肝胆及肠道湿热,凉血以坚阴。本方具有清热燥湿、疏肝凉血的作用,故对下重、便脓血之热性痢疾有很好疗效。

姜某,男,17岁。入夏以来腹痛下利,日六七行,后重努责,下利急而排便不出,再三努力,仅少许脓血黏液而已。口渴思饮,六脉弦滑而数,舌苔黄腻。此厥阴下利,湿热内蕴,肝不疏泄,如唐容川所说"金木相沴,湿热相煎"之证。

> 为疏：白头翁 12 克，黄连、黄柏各 9 克，秦皮 9 克，滑石块 18 克，白芍 12 克，枳壳 6 克，桔梗 6 克。
>
> 服二剂，大便次数减少而下利已除；又服二剂，大便不带黏液，唯腹中有时作痛，转用芍药汤二剂而愈。

厥阴虚寒下利，脉当沉迟，若"寸脉反浮数，尺中自涩者"，说明阳复太过，下乘不足之阴，阴虚热炽，血为热腐，亦可见便脓血。寸脉为阳，浮数亦为阳，寸脉浮数反映了阳热有余；尺脉为阴，尺中见涩脉反映了里阴不足。强阳煎灼弱阴，亦有便脓血之患。但此属热炽阴伤而便脓血，自与湿热下重的便脓血不同，然《伤寒论》中未提出治法，可考虑用黄连阿胶汤滋阴降火以治之。

（五）厥阴病的病机进退

病至厥阴，阴尽而阳生，由于正邪斗争有胜负，故其病变有厥热进退的机转。

伤寒从一二日至四五日，处于正邪交争、阴阳消长的阶段，其斗争结果，如果阳热内盛而格阴于外，以致阴阳气不相顺接，便可形成手足厥冷的热厥。热厥的特点是发热在前，手足厥冷在后，且手足厥冷的程度还要随里热的深浅、微甚而增减，也就是"厥深者热亦深，厥微者热亦微"。热厥是由邪热内陷，阳郁于里不能达于四末所致，故在厥热的同时，必兼见烦渴、不大便等证。此证治疗，当以泻下剂破阳行阴，使邪热得去，阴气得伸，厥热自解。若反用辛温发汗法以解热，必更助邪热而炎于上，出现口腔溃疡烂赤之证。

伤寒阴盛阳衰，阳虚不达四末，亦可致手足厥冷。但如果厥发五日，而后又发热五日，说明阴寒虽盛，但阳气得以恢复，正与邪争，各不示弱。假使第六日，阴当复胜又见厥，可是其人并不出现厥逆，预示病当自愈。因为厥与热反映了机体的阴阳消长，厥五日热亦五日，厥热相等，无太过亦无不及，阴阳平衡，故其病自愈。在伤寒的病变过程中，正邪斗争，厥热胜复，其病机进退的关键取决于阳气的盛衰状况。若厥热交替，发热为四日，厥逆只三日，而复热又四日，此厥比热少，阳胜阴退，故其病亦当愈；反之，若厥四日，热反三日，后又复厥五日，为寒多热少，主阳不胜阴，阳气退而阴气进，标志着病情将发展；若阳气来复，四日至七日发热不退，说明阳复太过化热而将伤阴,如灼伤阴血,其后必有便脓血之患。同样道理,伤寒见厥逆、下利,属阳虚阴盛,若由于阳气来复而后见发热,则不但厥回,而且下利亦必自止,这是阳长阴消、阳进阴退,疾病由阴转阳的欲愈之象;假设发热后又见厥冷,说明阳退阴进,阴寒用事,则还要出现下利。可见伤寒厥逆,如后见发热,标志着阳气来复,疾病有向愈的转归,但阳复应以平和为宜,如果阳复太过,也会致成邪热为病。邪热蒸于外、炎于上,逼迫津液外泄则反汗出,熏灼咽喉则病喉痹;若发热无汗,阳热不得外泄而迫于里、趋于下,则热伤下焦血分而发生便脓血的病证。由于邪热下行而不上逆,故病便脓血者,就不再病喉痹肿痛。

厥热胜复,反映了正邪斗争、阳气盛衰的状况,故可作为判断厥阴病机进退的一个重要标志,但它不是唯一的标志,从患者能食与不能食、脉数与脉迟入手,同样亦可了解病机的进退出入。如伤寒开始发热六日,后又见厥逆,下利九日,若厥逆属于阴寒内盛者,患者当不能食而脉迟;如果其人反能食,则“食以索饼”,即面条一类的食物,食后不发暴热,只见微热,说明是阳气来复而胃气尚在,并不是除中。“除中”是胃气败绝的一种证候。胃热则消谷能食,胃气虚寒则不能食,而胃气败绝、虚阳欲脱之际,患者亦可出现能吃东西的反常现象,但进食后患者常突发暴热,随之即热去而死,死于中气消除,故名“除中”。今食后三日不见暴热,而见微热持续存在,属于阳气来复的佳象,当于三日期满时病愈。其病愈的道理,是本发热六日,厥反九日,后又续发热三日,并前之六日亦合计为九日,厥与热相应,阴阳均衡,故其病当愈。若三日后,其热当止而不止,脉又见数,则主阳复太过,热气有余,若进而腐灼阴血,又必然发生痈脓之变。

厥热相应,其病主愈,已如上述。若邪微而不甚,正复而不过,则其病亦向热少厥微愈。如寒微,仅表现为手指头寒,烦躁数日后,小便由短赤转为通利色白,由默默不欲食转为欲得食,说明邪气本不盛,入里亦不深,正邪斗争的结果使邪热除、胃气和,故知其病当愈。若不是这样,其人表现为手足厥冷、胸胁满、心烦、多呕、小便红赤,则反映了肝胆气郁,阳复太过而里气不和,如病情再进一步发展,恐热伤阴络,终发生便血之证。

从以上所论述的厥热胜复病变可以看出:凡先热后厥的,多属传经之证,其病机进退主要取决于邪热出入、浅深;而先厥后发热的,则多属直中之证,其病机进退主要取决于机体的阳气盛衰,阴阳胜复。气有所胜,必有所复,凡寒胜者必兼下利与不能食,凡热复者必挟伤阴与动血。因厥阴属肝,肝主藏血,故肝热伤阴,常有动血之患。同时也可以看出,厥阴病从厥热多少,以辨阴阳进退、寒热盛衰,临床虽未有此典型病例,但以此来推论阴阳消长,作为诊断病情和预示疾病转归的依据,还是有其现实意义的。如果仅就厥来说,虽有阳虚阴盛之寒厥与阳郁格阴之热厥的不同,但其证表现为手足厥冷则一,其病机又均可以"阴阳气不相顺接"加以概括,所以,《伤寒论》指出"凡厥者,阴阳气不相顺接,便为厥。厥者,手足逆冷者是也",可称为要言不烦。

(六)厥阴病治疗禁忌

厥逆证是厥阴病的主要见证之一。伤寒病至厥阴,多致阳微而阴盛,此时见手足甚或四肢厥冷者,只能治以温经回阳,绝不能用苦寒泻下,《伤寒论》所说"诸四逆厥者,不可下之"即指此而言。不仅阳虚致厥者不能用下法,血虚而见厥者同样亦不能用下法。如伤寒五六日,邪气传里之时而见厥,但不见结胸证,腹部按之濡亦不见腑实证,脉按之又虚,这是血虚不荣四末的厥证,因而不能用下法。如误下,则犯"虚虚"之诫,甚或导致正气虚脱而死亡,因此我们一定要高度警惕,不可疏忽大意。

(七)厥阴病预后

病至厥阴,可以说是疾病发展到了最后阶段,因此,判断厥阴病的病势微甚以及生死预后转归,就显得尤为重要。在厥阴病篇中,有关预后转归的内容甚多,由于在厥热胜复一节里已有所涉及,这里不再重复。下面再将其他的一些有关预后的内容作概括介绍。

厥阴病中风也好、伤寒也好,都属于阴经受邪,病变在里,故其脉应以沉微为多见,若脉沉转为微浮之脉,说明里邪外出,是阴病见阳脉,所以说"为欲愈"。若脉不见微浮而仍沉,则表示邪气内伏于里,故其病"为未愈"。太阴中风,脉阳微阴涩而长者,为欲愈;少阴中风,脉阳微阴浮者,为欲愈;而厥阴中风又以脉微浮者为欲愈。可见,凡阴病见阳脉,均是疾病向愈的好现象。

下利是厥阴病的常见证之一,其性质如何,预后又怎样,亦可通过脉象变化来推断。若伤寒下利,日十余行,邪未尽而正已大虚,其脉当微弱,方得为顺;若脉反实,是正气虚而邪气有余,邪实不为下利所衰,正不胜邪,故主预后不良。脉见沉弦,沉为在里,弦为肝脉,湿热蕴结于里,厥阴肝木疏泄不利，故当见下利后重，大便不爽有黏液；若脉大者，大则病进，是邪气仍盛，故为下利未止；若相反，脉见微弱数者，说明阳热之邪已退，真阴之气将复，故下利将自止，此时虽有发热，亦不至于死，因为邪气已衰，正气已复。如因寒下利，而见微热、口渴、脉弱，是寒去而阳复之象，故可不治而自愈；若下利脉数、有微热、汗出，标志着阴邪退而阳气得通，故亦不治自愈；但如脉又复紧，说明里寒又盛，故主病未解；下利脉数而渴，是为阴去阳复的自愈之象，若不愈，则可因阳复太过而化热伤阴动血，发生便脓血的证候。虚寒下利，至手足厥冷而无脉，是阴先竭而阳后绝，或用灸法，或用温剂以急救其阳，急复其脉，如 24 小时内（即晬时）脉还而手足转温者，是真气未亡，生机尚在，故主生；若脉不还，则是真气亡而不能续，故主死；若经灸法治疗后，不仅厥不回、脉不还，而且更见微喘者，是为真气不续，大气下脱，故亦主死。

厥阴病的厥热胜复，反映了正邪斗争、邪正盛衰的状况，故对判断预后很有价值。一般来说，厥热相应，或厥少热多，或热少厥微，都是疾病自愈的好现象；若发热而后见厥，是寒邪复胜，至七日，当正气欲复、邪气欲退之时，更见下利的，说明正不复而邪反进，属于难治之证；伤寒见发热，阳复而阴退，厥利当自止，若厥利不止，更见躁扰不宁、不得卧寐者，则是阴盛阳亡，神气散乱之象，预后不良；若伤寒发热而下利至甚、厥逆不止，是阴竭于内而阳亡于外，虽不见躁不得卧，则亦会因阴的竭绝而死；若始病不见下利，至六七日后，发热与下利俱见，此热亦非阳复之热，乃阴盛格阳之象，若更见汗出不止，则是阳气不固而外脱，最后形成了"有阴无阳"的状态，"阴阳离决，精气乃绝"，故亦为死证。

综上所述可见：阴阳之道以平和为顺，偏盛偏衰则为病，阴阳离决则致人死。医生的责任，就是要把握疾病的发生发展规律，从而有效地防治疾病。为此也就必须了解阴阳的对立统一规律，做到顺其情理，不断地进行调整，而使之和平。限于历史条件和科学水平，《伤寒论》中特别是厥阴病篇提出了一些"死"证和"不治"之证是可以理解的，但我们也不能宥于古人之言，放弃救死扶伤的责任，应该充分利用现代的医疗条件，采取中西医各种有效的方法，积极主动地进行救治。大量的临床实践也有力地证明，古时的不治之证，今天则已不断成为可治之证。相信随着医学科学的发展，今后将有更多的不治之证获取有效的防治方法。

十、辨霍乱病脉证并治

霍乱是以上吐下泻为主要临床表现的暴发性的胃肠疾患。霍有挥霍、急骤的意思，乱有撩乱、变乱的意思。本病因来势急，吐泻剧，故取名霍乱，而非专指因感染霍乱弧菌所引起的霍乱。

霍乱病多因饮食不洁，或暴饮暴食，或感受六淫邪气，而使表里之邪相并，寒热错杂，乱于肠胃，清浊相干，升降失常所致。

后世医家根据证情不同，又把霍乱分为干霍乱和湿霍乱两大类：脘腹绞痛，欲吐不能吐，欲泻不能泻者为干霍乱；吐泻交作而无度者为湿霍乱。本篇所述之霍乱，因以吐泻为主症，故属湿霍乱。因本病有与伤寒类似之处，故在六经病证之后设霍乱篇，以与伤寒病作鉴别。

（一）霍乱病辨证纲要

霍乱以邪气乱于肠胃，清浊相干，升降失常为主要病机，故其病以猝然发作的上吐下泻为辨证依据。论中所谓"呕吐而利，此名霍乱""霍乱自吐下"，都揭示了霍乱的证候特征。

（二）霍乱与伤寒的鉴别

由于霍乱亦由感受外邪所引起，并在初起常伴有表证，见发热、头痛、身疼、恶寒等症状，而伤寒邪气自表传里、由阳转阴之时亦可见吐利等症，故这两种病证需要加以鉴别。

霍乱多是六淫邪气与饮食所伤合并乱于肠胃，病自内发；伤寒则是外邪客表，由皮毛而入，其病自表向里传变。正因为这两种病在病因、病机、病变过程等方面均有所不同，故二者在脉证上就有明显的区别：霍乱起病即见上吐下泻，而且吐泻势重；伤寒则只有在邪气由表传里、由阳转阴的时候才见吐利，而且病势亦多较缓和。霍乱吐利交作，津气大伤，故初起即见脉微涩；伤寒初起病在表，正气抗邪有力，故脉浮紧。论中所说"霍乱自吐下""伤寒，其脉微涩者，本是霍乱，今是伤寒，却四五日，至阴经上转入阴必利"，既指出了霍乱的证候特点，也阐明了其与伤寒的鉴别要点。

(三)霍乱病的证治

1. 霍乱表里寒热证治

骤然发作,上吐下泻,并兼有头痛、发热、身疼痛等症,是霍乱兼有表邪,属表里同病。其中若表现为发热多、口渴欲饮水而小便不利的,为表邪重,水蓄膀胱,气化不利之证,当治以五苓散,表里两解,通阳化气,升清降浊;若恶寒重、口不渴者,为寒湿邪困,则治宜理中汤(丸),温化寒湿。

2. 霍乱吐利亡阳证治

霍乱既吐且利,吐利交作,必然大伤阳气。阳气虚不能温煦肢体,所以手足厥冷、四肢拘急而恶寒;不能固护肌表、敛摄津液,所以大汗出;无力鼓动血脉,所以脉微欲绝。阳虚阴盛而格阳于外,所以还可见内寒外热的真寒假热证。本证虽因吐泻而有津液耗损,但仍以阳气亡脱为急为重,故治以四逆汤急救回阳。

3. 霍乱吐利阴阳两虚证治

霍乱吐利,气随津泄,遂使阳虚。阳虚不能温化水谷,摄敛津液,又致泄利不止。越是下利,则阳越虚,阴益伤。若利虽止,但恶寒脉微不得缓解者,是阳亡液脱,津液内竭,无物可下之征,即所谓"利止亡血也",当急用四逆加人参汤回阳救阴,益气生津。

四逆加人参汤由四逆汤加人参组成。方用附子、干姜、炙甘草回阳救逆,加人参益气生津。

4. 霍乱吐利阳亡阴竭证治

霍乱吐利停止,可见于两种情况:脉复肢温者,属阳回阴消,为欲愈;若"吐已下断"(指无物可吐,无物可下),手足厥逆不回,四肢拘急不解,汗出而脉微欲绝者,属吐利之后而使阳气虚脱、阴液竭绝的危重证候,其治当用通脉四逆加猪胆汁汤,回阳益阴。

通脉四逆加猪胆汁汤中,通脉四逆汤破阴回阳救逆;猪胆汁苦寒性润,一可润燥滋液而比人参为速,以补吐下后津液之枯竭,又可制约姜附辛热伤阴劫液之弊,还可借其性寒走下,引姜附大辛大热药物入阴,以防阴气过强而对辛热药物产生格拒。

5. 霍乱病后的调治

霍乱吐利停止,若不见阳亡阴竭之证,说明里气调和,此时如仍身痛不休,当考虑为表不解,可斟酌具体病情,用桂枝汤小小和解其外。霍乱病后，虽吐利已止，但阴液、阳气已经受损，正虚不耐攻伐，故即使需要发汗解表，也不可用麻黄汤类之峻剂，这是必须要注意的。

霍乱吐泻之后，或虽吐泻未止，但又经发汗，脉已转向平和，说明大邪已去，机体阴阳表里趋于平和，是为欲愈的象征。此时如患者见微烦不适，多是霍乱吐利之后，其人脾胃气弱，进食而不能消化所致。《伤寒论》所说"新虚不胜谷气故也"，就讲出了这个道理。此证不需用药治疗，只要能节制饮食，注意饮食调养即可恢复。

十一、辨阴阳易差后劳复病脉证并治

本篇介绍了两部分内容：一是伤寒病人，在病未愈或初愈时，因不慎房事所引起的阴阳易的辨证与治疗；二是伤寒病初愈，正气未复，阴阳未平，由于饮食起居失调等原因所引起的诸多病证的辨证与治疗。说得具体一点，差后诸证有因余邪未尽而病者、正气虚弱而病者，也有因调护失当引起的病证如食复、劳复等。上述诸病证，证情各有不同，故当随其证而施治。

（一）阴阳易证治

阴阳易是指男女在伤寒病将愈未愈之时，由于犯房事而引起的一种疾病。伤寒病后，正气本已亏虚，若不节制房事，不仅使精气更伤，而且会引发邪热直伤阴分，从而出现身体重、少气、少腹里急或引阴中拘挛、热上冲胸、头重不欲举、目眩生花、膝胫拘急等证候。论中提出用烧裈散治疗。

（二）差后劳复证治

伤寒属大病。大病新差，由于真元大伤，在气血未复、余热未尽之时，只宜静心休养，不可妄动作劳。如不很好静养，或多言多虑劳其神，或早作早行劳其力，皆可导致疾病复发。《素问·生气通天论》谓："阳气者，烦劳则张。"劳神或劳力使阳气浮动，则生烦热，是谓劳复。劳复发热，乃阳热从内向外发作，故治宜宣泄，用枳实栀子豉汤宽中行气，清宣膈热。

枳实栀子豉汤由枳实、栀子、香豉组成。方中枳实宽中行气，栀子清热除烦，香豉透邪散热。以清浆水煮药，取其性凉善走，调中健胃。

伤寒病变过程中多累及脾胃，故病后劳复证常伴有消化功能障碍，而表现为食滞纳呆、脘腹胀满、舌苔厚腻等。若更兼宿食不化，或差后因饮食不节而致复发热者，即所谓食复证，则可用枳实栀子豉汤加大黄，荡涤肠胃，推陈致新。

（三）差后复发热证治

伤寒差已，或因劳复，或因食复，或因重感外邪，而又致发热者，当随证施治。若脉浮,表明邪在表,可用汗法治疗;若脉沉实,为邪结在里,可用下法治疗;若在半表半里,属少阳枢机不利者,可用小柴胡汤和解。鉴于小柴胡汤具有和表里、利枢机、扶正祛邪的治疗作用,故伤寒愈后出现的一般发热证,均可用其治疗。

(四)差后腰以下有水气证治

伤寒大病差后,腰以下仍有水气,可见于两种情况:一是伤寒表邪已解,但里之水邪凝聚不除;二是伤寒虽愈,但宿疾顽症水气病仍在。不论哪种情况,只要是腰以下有水气,必见小便不利、脉沉,或可见下肢肿、腹水等症,可用牡蛎泽泻散软坚散结,利尿逐水。

牡蛎泽泻散由牡蛎、泽泻、瓜蒌根、蜀漆、葶苈子、商陆根、海藻组成。方用牡蛎、泽泻、海藻软坚利水,葶苈子宣肺泄水,商陆根逐水之结,蜀漆祛痰逐水,瓜蒌根生津散结,使水去而津液不伤。本方既可用散剂,亦可用汤剂。用散剂者,需以米汤调服,其意在于保胃气。服药后见小便利,为水邪去除之象,即可停药。《金匮要略》曾对水气病提出治法,即"诸有水者,腰以下肿,当利小便;腰以上肿,当发汗乃愈"。本方用于治疗腰以下有水气,正是上述法则的具体运用。

(五)差后喜唾证治

伤寒大病之后,肺脾阳气受伤,不能温化输布津液,凝聚成饮而上泛,从而形成其人喜唾、久不了了的病证。因证属虚寒,故多唾清水,并伴有口不渴,手足不温,舌淡苔白,脉弱无力等,治用理中丸温中散寒。因病久不愈,故用丸剂缓缓图之。

(六)差后虚赢少气欲吐证治

伤寒病解之后,虽大邪已去,但正气亦伤,津气亏虚,余热不尽,胃失和降,则其人见形体虚弱消瘦,少气不足以息,食少纳呆而欲吐,以及发热,心烦,舌红苔少,脉细数等,治用竹叶石膏汤清热、养阴、益气、和胃。

竹叶石膏汤由竹叶、石膏、半夏、人参、甘草、粳米、麦冬组成。方用竹叶清热除烦、降逆止呕,石膏清肺胃气分之热,麦冬滋阴生津,人参、甘草、粳米益气生津,半夏和胃降逆。本方从药味组成看,可以说是由白虎加人参汤加减化裁而来。竹叶石膏汤证与白虎加人参汤证作比较:二者虽都有气阴两伤,但由于白虎加人参汤证仍以热盛邪实为主,故用知母重在清热祛邪;而竹叶石膏汤证则以虚羸少气为主,故用麦冬重在益阴补虚。

(七)差后日暮微烦证治

病人脉已解,说明大病已去。此时见日暮微烦,多是因病后正气未复,脾胃气弱,消化功能低下,以致食滞难消所引起。此证无需治疗,只要节制饮食即可,论中所说"损谷则愈"就是这个意思。

方证索引

79栀